W0109661

Dr. Gudrun Wilhelm

Fitneß und Spaß mit
Ball und Band

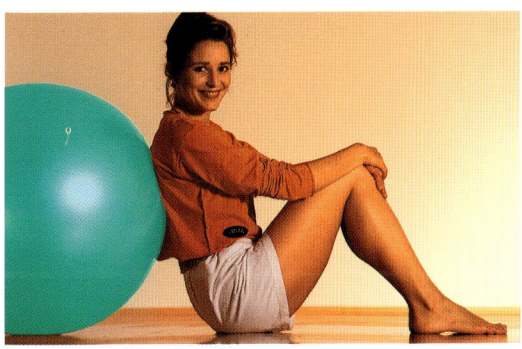

Das sanfte Training für den ganzen Körper

● Für den Rücken und die Problemzonen

● Lustige Übungen für Kinder

● Mit Kurzprogramm für zu Hause
und den Arbeitsplatz

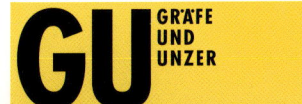

GU GRÄFE
UND
UNZER

Inhalt

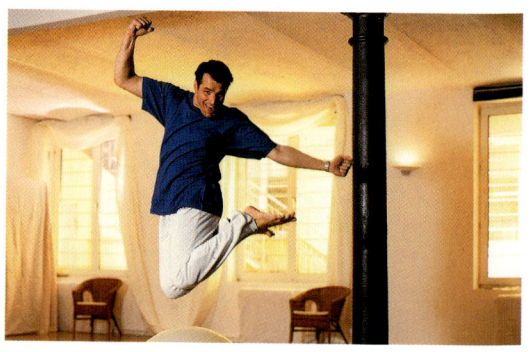

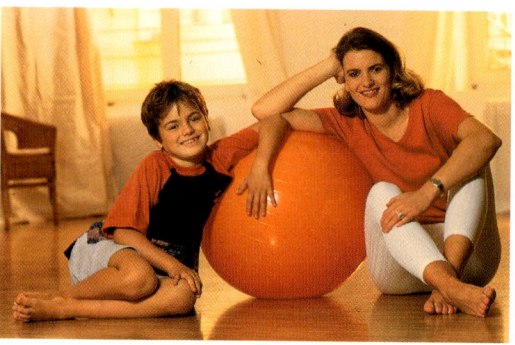

Wichtiger Hinweis

Sie finden in diesem Buch eine Vielzahl von Übungen, mit denen Sie die Kraft und Beweglichkeit Ihres Körpers steigern können. Um ein gesundes und verletzungsfreies Training mit dem Physioball zu gewährleisten, ist es ratsam, sich an den empfohlenen Aufbau einer Übungseinheit zu halten und Gewöhnungs- sowie Aufwärm-Übungen vor dem Kräftigungsteil durchzuführen.

Beachten Sie bitte auch die Hinweise zum sicheren Umgang mit den Geräten. Voraussetzung für einen Trainingserfolg ist kontinuierliches Üben, bei dem Sie sich unbedingt im Rahmen Ihrer individuellen Möglichkeiten und Leistungsgrenzen bewegen sollten. Dieses Buch versteht sich nicht als Alternative oder Ersatz zu krankengymnastischen bzw. physiotherapeutischen Bemühungen, sondern als sinnvolle Ergänzung. Gleiches gilt für die ärztliche Diagnostik und Therapie von Rückenbeschwerden.

Ein Wort zuvor

Gymnastische Übungen mit dem Physioball sind Bestandteil aller Rückenschulprogramme, die heute nicht mehr nur von Patienten mit Rückenproblemen, sondern auch von Gesunden wahrgenommen werden. Dort erlernen Sie verschiedenste Kräftigungsübungen **Die ganze** für die Muskulatur, die als Vorbeugung für den ganzen Bewegungs- **Muskulatur** apparat dienen. Allerdings sind für viele Teilnehmer die Übungen **kräftigen** zu komplex und ohne professionelle Anleitung zu Hause kaum nachvollziehbar. Hier kann dieser Gesundheitsratgeber Abhilfe schaffen und Sie bei Ihrer Gymnastik mit dem Physioball durch Übungsvorschläge und Anregungen unterstützen. Dabei habe ich besonders darauf geachtet, die einzelnen Übungen verständlich zu beschreiben, damit sie für den Anfänger leicht umzusetzen sind. **Training für** In Verbindung mit dem Flexband bietet der Ball sowohl dem Ein- **Einsteiger** steiger als auch dem Vollblutsportler eine Vielzahl von leichten **und Voll-** bis hin zu komplexen Kräftigungs- und Beweglichkeitsübungen. **blutsportler** Mittlerweile erfreut sich der Physioball aber auch als Sitzmöbel großer Beliebtheit. Deshalb wurden auch Übungsmöglichkeiten am Arbeitsplatz mit berücksichtigt. Am besten beginnen Sie noch heute mit dem Üben, denn die Arbeit mit dem Physioball macht Spaß. Selbst kurze Übungseinheiten stellen einen Gewinn dar. Suchen Sie nicht nach großen Zeiträumen, in denen Sie genügend Muße zum Üben haben. Nutzen Sie kleine, kreative Pausen, um sich mit etwas Bewegung auf dem Ball zu erholen.
Beherzigen Sie den Ausspruch des Autors und Philosophen Walter B. Pitkin: »Es kommt darauf an, den richtigen Gebrauch von der zur Verfügung stehenden Zeit zu machen.« In diesem Sinne wünsche ich Ihnen viel Freude und Erfolg beim Trainieren.

Dr. phil. Gudrun Wilhelm

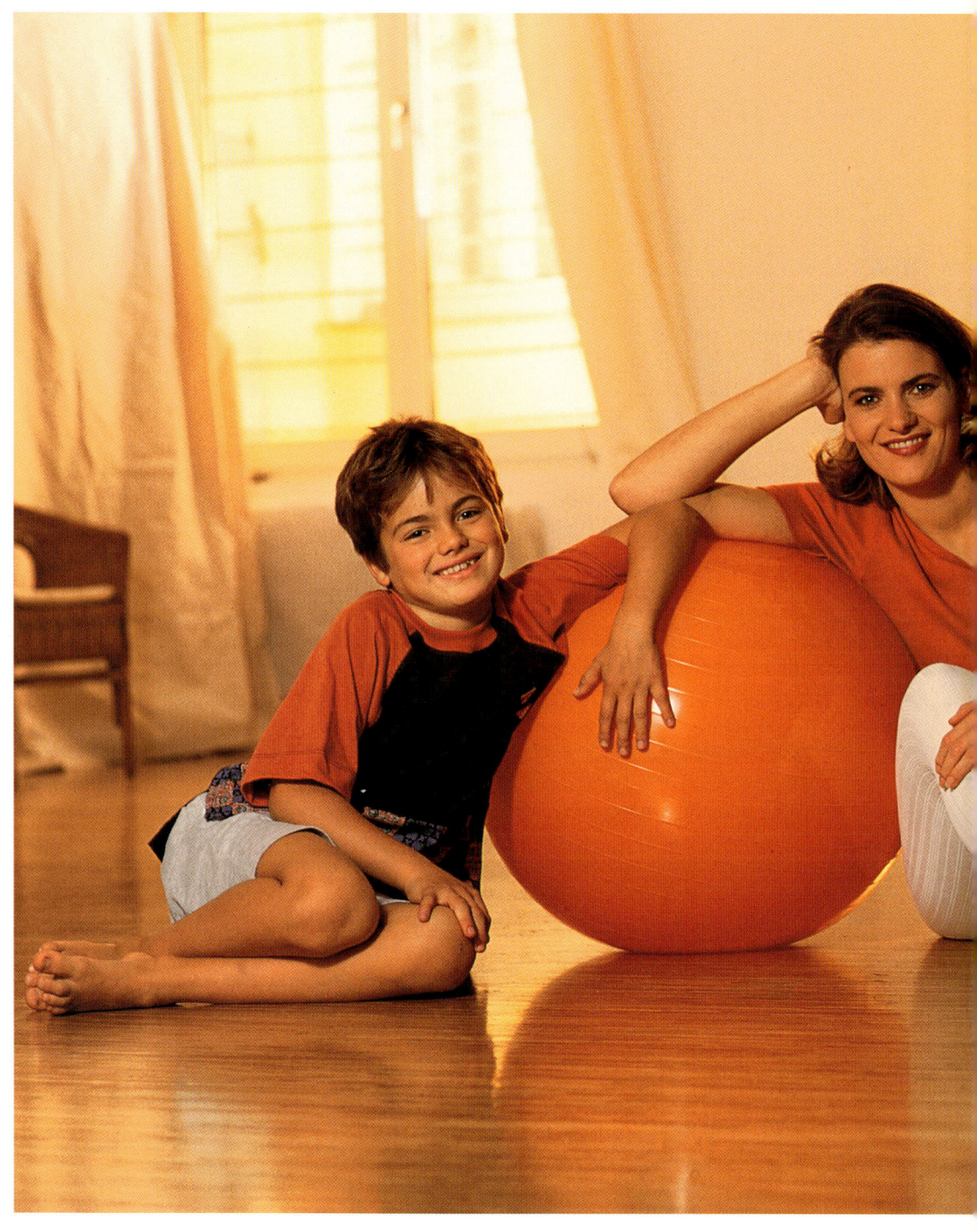

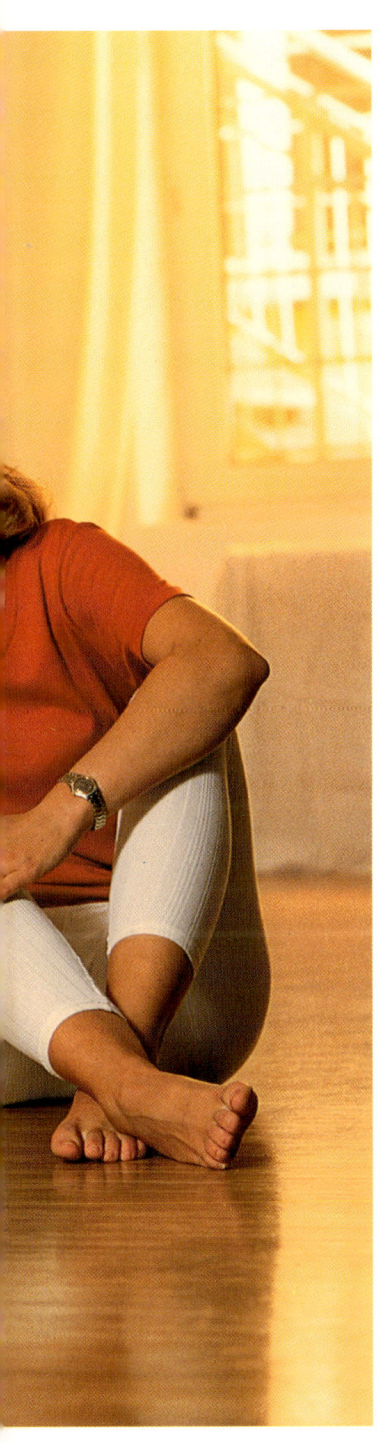

Gesund und vital mit Ball und Band

Versuchen Sie doch einmal eine etwas andere Art der Rücken- und Wirbelsäulengymnastik: Das Üben mit Physioball und Flexband ist erschwinglich, praktisch, da überall durchführbar, und ein großer Spaß für groß und klein. Mit sanften Bewegungen arbeiten Sie an Ihrer Kondition, werden mobiler und verbessern gleichzeitig Ihre Koordination. Das »Bewegte Sitzen« ist ein weiterer Pluspunkt des Balls – durch das Sitzen auf dem Ball schulen Sie Ihren Gleichgewichtssinn und lockern dabei unbewußt die verschiedensten Muskelgruppen. Das sanfte Muskelspiel kräftigt zudem eine schwache Muskulatur und fördert eine gerade Haltung. Neben seiner Dynamik bietet der Ball aber auch eine Vielzahl von Möglichkeiten, sich zu entspannen. Lassen Sie sich also auf das »Abenteuer Ball« ein, und genießen Sie seine vielfältigen Anwendungsmöglichkeiten!

Mit Spiel und Spaß den ganzen Körper trainieren

Können Sie sich noch an das erste Mal erinnern, als Sie in einer Sportstunde mit einem Physioball zu tun hatten? Vielleicht dachten Sie: »Was soll ich bloß mit diesem riesigen Ding anstellen?« Doch schon nach ein paar Minuten fühlten Sie sich auf spielerische Art bewegt und belebt. Genau das ist der Sinn, den der Ball in idealer Weise erfüllt: Er vermittelt Spaß an der Bewegung, denn seine Form, Farbe und Beschaffenheit wecken schnell die Phantasie und den Spieltrieb. Seine Instabilität inspiriert dazu, neue, mitunter waghalsige Bewegungen auszuprobieren. So gerät Körpertraining zum Spiel, bei dem die Muskulatur mühelos gekräftigt und die Beweglichkeit verbessert werden.

Phantasie und Spieltrieb erwachen

Mit allen fünf Sinnen regelmäßig üben

Aus medizinischer Sicht hat der Ball den Vorteil, daß Sie sein labiles Gleichgewicht mit Hilfe Ihres Körpers ausgleichen müssen – je nach Schweregrad der Übung mehr oder weniger. Beim Sitzen auf dem Ball beispielsweise werden die Rumpf- und Beinmuskeln zur Stabilisierung eingesetzt, wodurch sich die Grundspannung der Muskulatur automatisch erhöht. Diese sanfte Kräftigung dient unter anderem dazu, Rückenbeschwerden vorzubeugen.
Im Alltag werden wir vor allem von optischen und akustischen Reizen »bombardiert«, die wir über den Seh- und Hörsinn wahrnehmen. Das Training mit dem Physioball ist deshalb ein guter Ausgleich, da es noch weitere Sinne anspricht: den Tast- und Hautsinn (taktile Ebene), den Gleichgewichtssinn (vestibuläre Ebene) sowie den Muskel- und Gelenksinn (kinästhetische Ebene), der uns die Stellung der einzelnen Körperglieder vermittelt. Ohne großen zeitlichen und finanziellen Aufwand können Sie durch regelmäßiges Üben mit dem Physioball Ihr Allgemeinbefinden enorm steigern. Er läßt sich sehr vielseitig verwenden, zum Beispiel als alternative Sitzgelegenheit oder als lustiges Wasserspielzeug für Kinder.

Alle Sinne werden aktiviert

Welcher Ball ist richtig?

Standen Sie bei der Suche nach einem passenden Gymnastikball auch schon einmal in einem Fachgeschäft und fühlten sich von der Vielfalt des Angebots fast überwältigt? Es werden Bälle in allen möglichen Farben, Größen, Ausführungen und sogar Formen (rund und oval) angeboten. Die Bänder gibt es ebenfalls in verschiedenen Farben und Härtegraden, als offenes und geschlossenes Band. All das kann verwirren. Bei der Anschaffung eines Balles sollten Sie deshalb genau die Hinweise lesen. Bei Fragen helfen Ihnen sicher auch die Fachverkäufer weiter.

Wichtig ist vor allem Ihre Körpergröße

Auf die Größe kommt es an

Die folgende Tabelle hilft Ihnen, den für Ihre Körpergröße passenden Ball zu finden. Orientieren Sie sich beim Kauf eines Balles an folgenden Richtwerten:

Körpergröße	Durchmesser des Balles
bis 125 cm	35 cm
bis 140 cm	45 cm
bis 155 cm	55 cm
bis 175 cm	65 cm
ab 175 cm	75 cm

Wenn Sie einmal zuwenig Stühle haben oder selbst gern auf dem Ball sitzen, ist der Ball auch ein guter Stuhlersatz. Vor allem beim längeren Sitzen auf dem Ball sollte sich das Gesäß aber immer höher als die Knie befinden, so daß die Oberschenkel leicht nach vorn-unten abfallen.

Bälle mit vier oder fünf kreisförmig angeordneten Noppen sind vor allem als Sitzbälle gedacht; Sie können sie aber ebensogut zur Gymnastik verwenden. Die verschiedenen Farben sagen über Qualität und Eigenschaften des Balles nichts aus. Wählen Sie also frei aus der bunten Vielfalt Ihre Lieblingsfarbe aus!

Als Fitneßball oder Stuhlersatz verwendbar

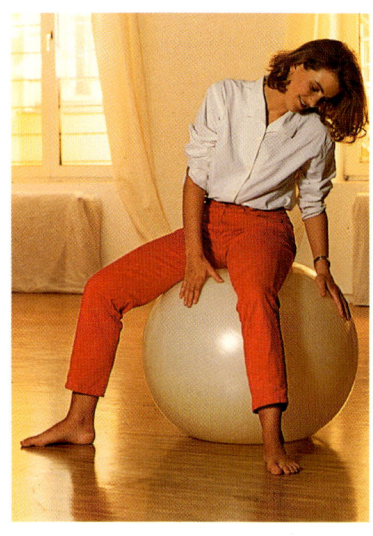

Acht nützliche Tips zur Ballpflege

Damit Sie möglichst lange Freude an Ihrem Physioball haben, sollten Sie folgende acht Tips beachten:

● Zum Aufpumpen des Balles können Sie eine Fahrradpumpe benutzen. Mit dem Kompressor an der Tankstelle geht es aber wesentlich schneller. Bei der Dosierung der Luft ist jedoch Vorsicht geboten: Ehe man sich versieht, ist der Ball geplatzt.

● Um unerwünschte Ausblähungen zu vermeiden, pumpen Sie den Ball etappenweise auf. Pumpen Sie ihn halbvoll, und lassen Sie ihn eine Nacht lang liegen. Erst danach geben Sie ihm seine endgültige Form. Die richtige Festigkeit hat der Ball dann, wenn Sie beim Sitzen nicht mehr einsinken.

Der Ball hat die richtige Festigkeit, wenn Sie beim Sitzen nicht mehr einsinken.

● Meist werden die Bälle mit mehreren Stöpseln geliefert. Die kurzen Stöpsel haben ein Rückschlagventil, das zum Aufpumpen dient. Es läßt die Luft nur in eine Richtung fließen und verhindert so das Ausströmen. Sollte ein langer Stöpsel dabei sein, verwenden Sie diesen zum Verschließen. Bewahren Sie die anderen als Ersatz auf.

● Jeder Ball verliert im Laufe der Zeit Luft. Pumpen Sie den Ball deshalb regelmäßig nach. Entfernen Sie den Stöpsel am besten mit einem Teelöffel oder einer Münze, vermeiden Sie spitze Gegenstände, die den Ball verletzen könnten.

● Schützen Sie den Ball vor praller Sonne und vor großer Kälte. Beides verringert seine Elastizität und damit seine Lebensdauer.

● Wenn Sie den Ball lange nicht benützen, lassen Sie die Luft ganz oder teilweise ab, so daß kein Druck mehr auf dem Material lastet.

● Zum Säubern genügen Wasser und Spülmittel.

● Kleinere Löcher lassen sich mit Fahrradflickzeug oder Flickzeug aus dem Fachhandel beheben.

Befolgen Sie diese Tips – und Sie haben lange Freude an Ihrem Ball

So finden Sie das passende Flexband

Flexbänder gibt es in unterschiedlichen Farben und Stärken:

weich: Diese Bänder werden im Bereich der Krankengymnastik und Rehabilitation verwendet.

mittel: Flexbänder dieses Stärkegrades eignen sich gut für die allgemeine Gymnastik.

hart: Damit trainieren geübte Männer, Wettkampf- und Spitzensportler.

Drei Stärken für unterschiedliche Zielgruppen

Bei durchschnittlichem Fitneßgrad ist Frauen ein mittleres und Männern ein mittleres oder eventuell hartes Band zu empfehlen. Lassen Sie sich aber trotzdem im Sportgeschäft beraten, und entscheiden Sie sich für das Band, das Ihrem persönlichen Empfinden entspricht. Manche Übungen erfordern ein geschlossenes Band. Dazu können Sie Ihr offenes Band mit dem in der Regel beigefügten Clip verschließen oder einfach zusammenknoten; Sie können sich natürlich auch zusätzlich ein geschlossenes Band kaufen.

Gute Pflege erhöht die Lebensdauer

Schützen Sie das Gummiband vor großer Hitze- und Kälteeinwirkung, da es sonst an Elastizität verliert und reißt. Nach dem Üben empfiehlt es sich, das Band mit Puder, sogenanntem Talkum, wieder griffig zu machen und ordentlich zusammenzulegen. Im Fachhandel gibt es dafür Spezialpuder zu kaufen, doch auch Babypuder ist eine gute Alternative.

Bunte Flexbänder – die Farbe sagt nichts über den Härtegrad aus.

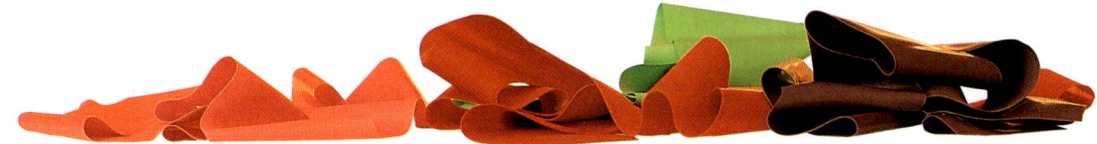

Die Wirbelsäule – ein ausgeklügeltes System

Prävention
mit dem
Physioball

Ein Hauptgesichtspunkt der Arbeit mit dem Physioball ist die Vorbeugung von Rückenproblemen, die sogenannte Prävention. Eventuell haben Sie in einem Rückenschulkurs schon erfahren, wie die Wirbelsäule aufgebaut ist und welche Aufgaben sie erfüllt. Die folgenden anatomischen Darstellungen zeigen noch einmal auf, wo die häufigsten Probleme liegen, und was Sie mit dem Physioball dagegen tun können.

Wie die Perlen einer Kette

Die Wirbelsäule stützt unser Skelett. Sie ermöglicht uns den aufrechten Gang und läßt gleichzeitig eine Vielzahl von Bewegungen zu. Wie groß diese Beweglichkeit durch gezieltes Training sein kann, zeigt die außerordentliche Gelenkigkeit sogenannter Schlangenmenschen. Ihre akrobatischen Verrenkungen wären selbst durch härtestes Training nicht möglich, wenn die einzelnen Teile der Wirbelsäule starr zusammenhingen.

Wirbel sind
wie Perlen
einer Kette
aufgereiht

Die 24 Wirbel sind wie Perlen einer Kette nacheinander aufgereiht. Durch ein Loch in jedem Wirbel zieht sich ein Strang aus Nerven hindurch und dient als eine Art »Faden«, der Wirbel für Wirbel »übereinanderfädelt«. Zusätzlich ist jeder Wirbel mit dem nächsten durch kleine Gelenke locker verbunden, wodurch sich eine senkrecht stehende Gliederkette ergibt.

Wie kann ein derartig labiles System in der Senkrechten stabilisiert werden? Stellen Sie sich dazu einen Schiffsmast vor. Er ist über kurze und lange Haltetaue im Schiffsrumpf befestigt. Das gleiche Prinzip nutzt die Wirbelsäule: Das Becken entspricht dem Schiffsrumpf und bildet das solide Fundament. In ihm ist die Wirbelsäule, vergleichbar mit dem Schiffsmast, verankert. Die Bauch- und Rückenmuskeln dienen der Verstrebung.

Wenn das Gleichgewicht nicht stimmt

Wie ein muskuläres Ungleichgewicht entsteht und welche Folgen es hat, läßt sich ebenfalls gut an einem Schiffsmast verdeutlichen: Zieht ein Haltetau besonders stark, und das ihm gegenüberliegende Tau gibt diesem Zug nach, dann steht der Mast schief. Das kann auch Ihrer Wirbelsäule passieren. Wenn Sie sich im Alltag schief halten, etwa beim Tragen einer schweren Tasche, oder wenn Sie gebeugt mit nach vorne hängenden Schultern sitzen, entstehen ungleichmäßige Zugverhältnisse. Dieses muskuläre Ungleichgewicht, die sogenannte Dysbalance, verändert mit der Zeit auch die Stellung der Wirbelsäule. Als häufige Folge fallen Schultern und Brustkorb nach vorn in sich zusammen. Dieser und anderen Fehlhaltungen können Sie vorbeugen, indem Sie durch sanftes Training mit Physioball und Flexband die Muskeln kräftigen und dadurch eine aufrechte Körperhaltung erzielen.

Durch Kräftigung der Muskeln Fehlhaltungen vorbeugen

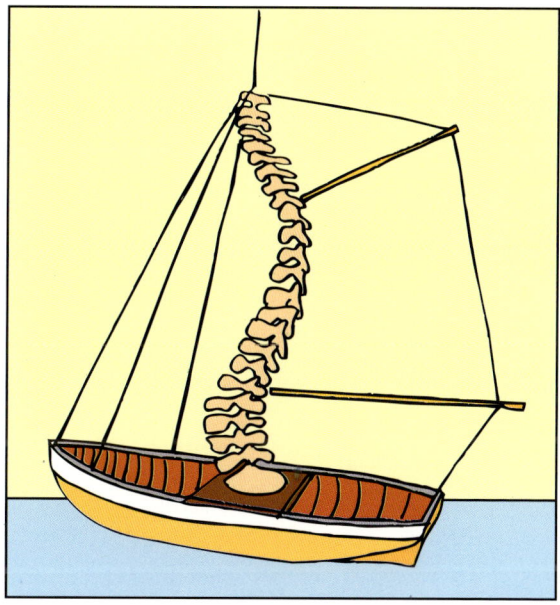

Die Wirbelsäule funktioniert ähnlich wie ein Schiffsmast.

Wirbel und Bandscheiben

Betrachtet man den Bau eines einzelnen Wirbels, wird deutlich, daß der Wirbelkörper der tragende Teil ist. Davon gehen – wie ausgestreckte Finger einer Hand – drei knöcherne Fortsätze ab, die den Muskeln als Ansatzflächen dienen. In der schematischen Darstellung auf Seite 14 oben sind ein einzelner Wirbel mit Dornfortsätzen und der Wirbelkanal zu erkennen, durch den das Rückenmark

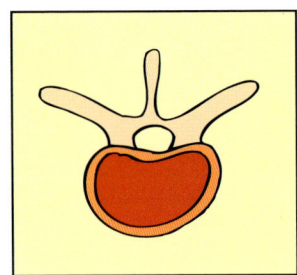

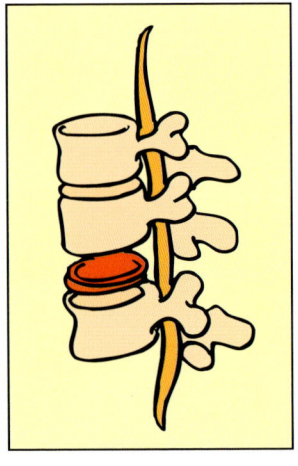

Einzelne Wirbel sind wie Perlen einer Kette – mit Bandscheiben dazwischen – aneinandergereiht.

mit seinen Nervenfasern verläuft. Dem Rückenmark werden von den Nervenbahnen Sinnesreize – dazu zählen auch Schmerzempfindungen – zugeleitet. Von dort aus ziehen die Reize zum Gehirn, wo sie »verarbeitet« werden. Das Rückenmark erstreckt sich über den Wirbelkanal bis zum Ende der Brustwirbelsäule. Weiter unten durchziehen lediglich Nervenwurzeln den Kanal.

Die Bandscheiben selbst sind schmerzunempfindlich und bestehen aus einem Gallertkern, der von mehreren Knorpelschichten, im Aufbau einer Zwiebel ähnlich, umgeben ist. Man spricht bei Bandscheiben deshalb auch vom Knorpelfaserring. Der Gallertkern im Inneren ist elastisch und verformt sich unter Druck wie ein Wasserkissen. Die Bandscheiben liegen wie Beilagscheiben von Schrauben zwischen den einzelnen Wirbeln und übernehmen dort eine Art »Stoßdämpfer-Funktion«. Wie wichtig Bandscheiben sind, zeigt folgendes Beispiel: Wenn Sie bei ausgestrecktem Arm ein Gewicht von 10 Kilogramm halten, dann muß die Wirbelsäule im unteren Rücken ein Gewicht von etwa 150 Kilogramm ausbalancieren. Ohne die ausgleichenden Bandscheiben würde die Druckkraft direkt auf die Wirbelkörper einwirken – die Wirbel würden brechen oder deformiert werden.

Bandscheiben sind schmerzunempfindlich

Mit zunehmendem Alter verlieren die Wirbelkörper an Widerstandsfähigkeit gegenüber Druckbelastungen, weil ihr Mineralsalzgehalt sinkt und dadurch die Knochensubstanz abnimmt. Körperliches Training verlangsamt den Abbau der Knochensubstanz, erhöht die Belastbarkeit der Wirbelkörper und kann dadurch Defizite ausgleichen. Eine ausgewogene Ernährung mit viel Mineralstoffen und Kalzium (Milchprodukte, Obst, Getreideerzeugnisse) fördert zusätzlich die Stabilität. Bis zur Pubertät ist die Belastbarkeit der kindlichen Wirbelsäule sehr gering. Erst dann verfestigen sich die Knochen und können stärkeren Belastungen standhalten. Körpertraining mit Kindern ist dennoch von großer Bedeutung, weil das Knochenwachstum angeregt und die Muskulatur gekräftigt wird (Seite 86).

Wenn der Rücken schmerzt

Der Hexenschuß (Lumbago)

Durch zu großen Druck auf Bandscheibe

Ein »Hexenschuß«, in der Medizin als »Lumbago« bezeichnet, ist eine plötzlich auftretende Form von Rückenschmerzen. Er entsteht, wenn der Druck auf eine Bandscheibe zu groß wird. Der weiche Gallertkern im Innern der Bandscheibe sucht den Weg des geringsten Widerstandes: Er drückt eine Art »Beule« in den Knorpelfaserring in Richtung Nervenstrang und weicht dorthin aus. Die Nerven werden eingeengt und melden »Schmerz« an das Gehirn. Durch Schonung, Massage und gezielte Dehnübungen kehrt der Gallertkern wieder in seine ursprüngliche Position zurück, die Nerven haben wieder Platz, der Schmerz vergeht.

Der Bandscheibenvorfall (Prolaps)

Der Bandscheibenvorfall oder »Prolaps« ist im Vergleich zum Hexenschuß eine ernsthafte Rückenerkrankung und muß unbedingt von einem Arzt behandelt werden. Durch eine dauerhaft hohe Belastung bekommt der Knorpelfaserring, der den Gallertkern umgibt, feine Risse. Wird nun starker Druck auf den Gallertkern ausgeübt, kann dieser platzen und die zähe Gallertmasse läuft durch die Risse in den Nervenkanal. Dadurch wird zum einen der Nervenstrang eingeengt, was sich als starker Schmerz bemerkbar macht. Zum anderen kommt es zu äußerst schmerzhaften Nervenreizungen, die mit Bewegungsstörungen oder sogar mit Lähmungserscheinungen einhergehen können.

Sofort zum Arzt gehen!

Bitte beachten Sie

Bei Verdacht auf einen Bandscheibenvorfall müssen Sie auf jeden Fall einen Arzt aufsuchen! Er entscheidet, ob eine Operation nötig ist. Bei leichteren Bandscheibenvorfällen ist es möglich, daß die ausgetretene Gallertmasse die Risse verschließt und eintrocknet. Dadurch verringert sich ihr Volumen und läßt so dem betroffenen Nervenstrang wieder Platz.

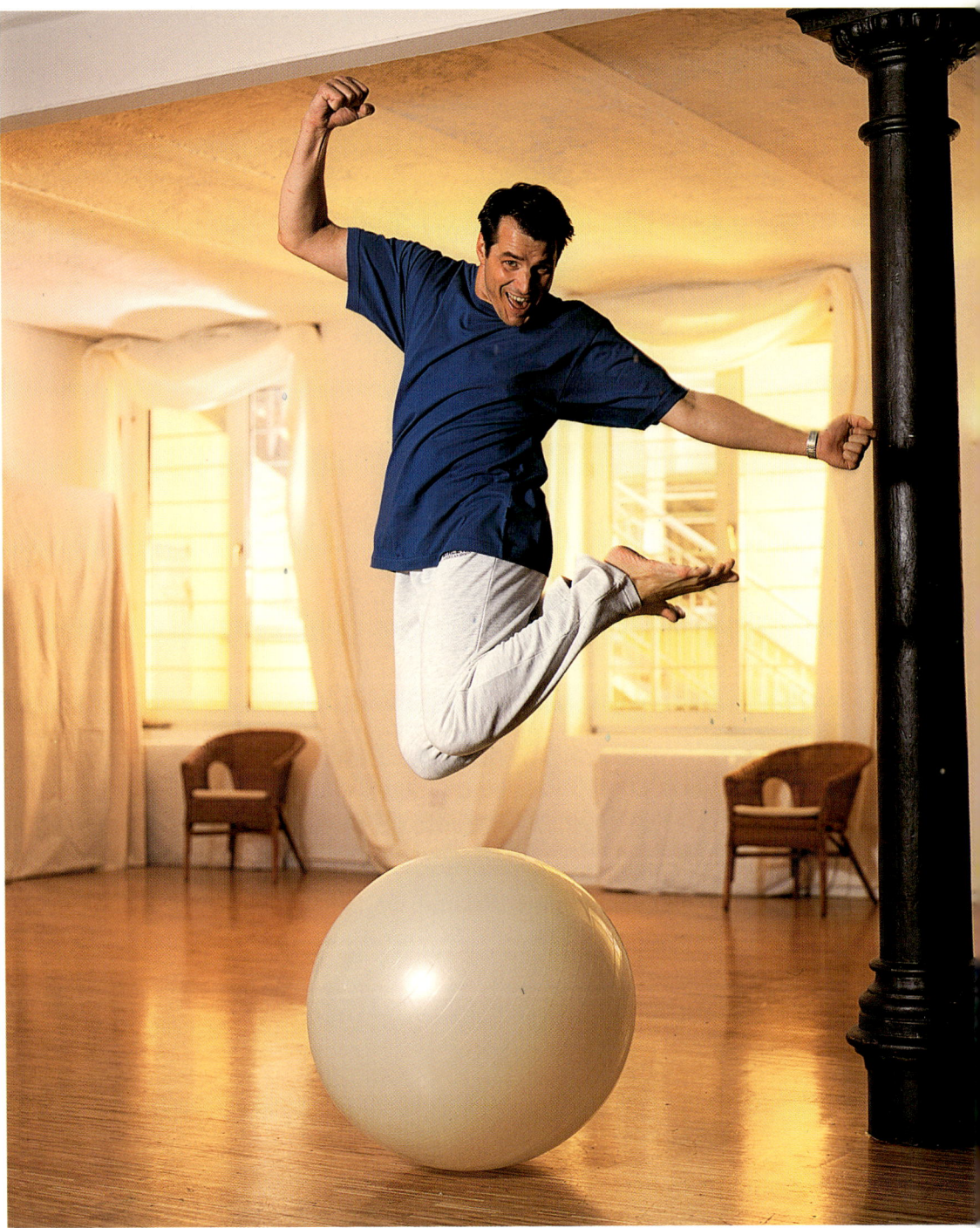

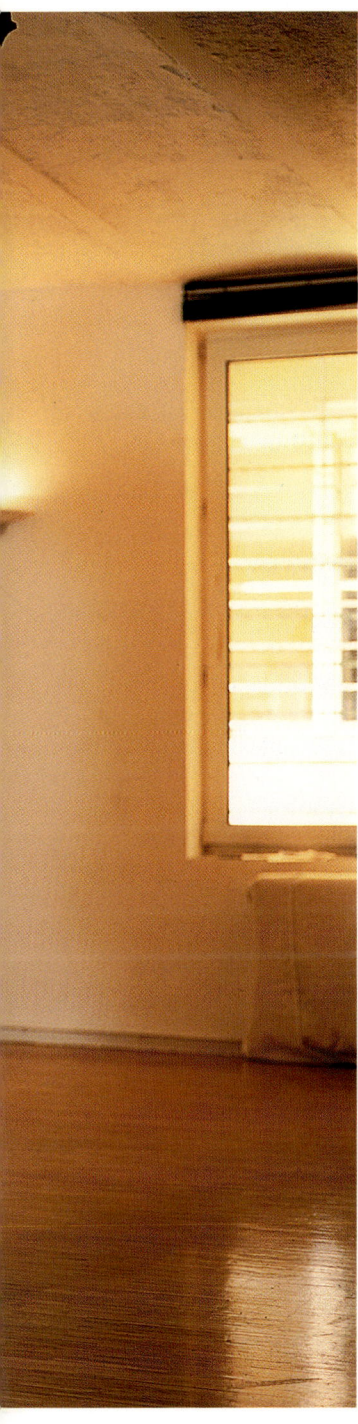

Ein Ball macht gute Laune

Mit Lust und Freude Sport treiben und sich fit halten – dafür bietet sich der Physioball in idealer Weise an. Mit ihm bringen Sie Ihren Körper in Schwung und gleichzeitig in Form. Indem Sie Ihre Muskeln an Rücken, Bauch, Armen und Beinen trainieren, kräftigen Sie Ihr Muskelkorsett und schützen sich damit vor Rückenproblemen. Durch regelmäßiges Üben mit dem Ball geht das spielerisch und ohne allzu viel Schweiß. Probieren Sie es einfach aus – und Sie fühlen sich fit und voller Elan.

Tips für das Üben mit dem Physioball

Es gibt einige sehr einfache Regeln für den Umgang mit dem Ball, die Sie vor einer Übungssequenz beachten sollten. Machen Sie sich bitte folgende Punkte zur Routine:

1 Achten Sie immer auf ausreichend Platz und darauf, daß **Genügend Platz und bequeme Kleidung** gefährliche Ecken oder Kanten außer Reichweite sind. Sollten Sie einmal das Gleichgewicht verlieren, dürfen Ihnen keine Möbel oder andere Hindernisse in die Quere kommen.

2 Tragen Sie bequeme Kleidung – mitunter reicht es, wenn Sie den Hosenbund lockern und ein paar Hemdknöpfe öffnen.

Bitte beachten Sie
Kleidung aus Synthetik rutscht auf dem Ball! Am besten geeignet sind Stoffe aus Baumwolle.

3 Wichtig ist ein sicherer Halt **Achten Sie auf festen Halt** auf dem Boden. Damit Sie nicht rutschen, sollten Sie Sportschuhe tragen oder barfuß üben.

4 Führen Sie alle Bewegungen ruhig und fließend durch. Je gelassener und bewußter Sie üben, um so mehr steigern Sie den Trainingseffekt. **Bewußt üben steigert den Effekt**

5 Schmerzen, die Sie während des Übens empfinden, sind Warnsignale. Lokalisieren Sie die Schmerzstelle genau. Versuchen Sie herauszufinden, durch welche Körperhaltung die Schmerzen ausgelöst wurden und wie Sie diese vermeiden. **Es darf nie schmerzen**

6 Atmen Sie während des Übens gleichmäßig weiter, halten Sie auf keinen Fall die Luft an, denn die sogenannte Preßatmung behindert die Blutzirkulation. Außerdem signalisieren Sie Ihrem Körper damit, daß Sie unter Streß stehen – und das führt zu unnötigen Muskelverspannungen. Nur ein ungehindert fließender Atem liefert Ihrem Körper die Energie, die er beim Training vermehrt braucht. **Während des Übens ruhig atmen**

7 Allgemein gilt für die Übungen: Belasten Sie sich lieber etwas weniger, dafür aber regelmäßig – das bringt Erfolg. Tei-

90 Minuten pro Woche sind genug

len Sie sich 90 Minuten Trainingszeit pro Woche in kleine Übungseinheiten ein! Denken Sie daran: Geduld und Beharrlichkeit gehören dazu, wenn Sie körperliche Veränderungen erzielen wollen.

Beginnen Sie langsam

8 Angaben zur Übungsdauer und Wiederholungsanzahl können immer nur Empfehlungen und Richtwerte sein. Fangen Sie langsam und Ihrer Konstitution angemessen an. Lassen Sie unter Umständen einige Wieder-

holungen weg. Nach einigen Übungseinheiten erreichen auch Sie sicher die empfohlenen Angaben.

9 In der Sportpraxis versteht man unter einem »Satz« die abgeschlossene Anzahl von Wiederholungen pro Übungseinheit.

Hinweise immer beachten

10 Achten Sie bitte immer auf besondere Hinweise, die durch folgende Symbole angekündigt werden:

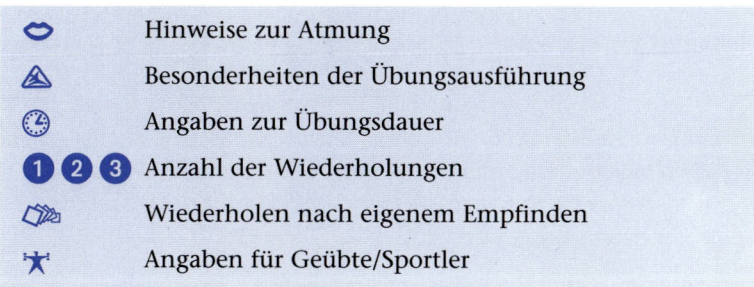

☍	Hinweise zur Atmung
⚠	Besonderheiten der Übungsausführung
🕓	Angaben zur Übungsdauer
❶ ❷ ❸	Anzahl der Wiederholungen
🗇	Wiederholen nach eigenem Empfinden
✶	Angaben für Geübte/Sportler

Mobil und geschickt auf dem Ball

Wenn Sie sich zum ersten Mal mit dem Physioball beschäftigen, sollten Sie sich zunächst einmal mit seinen besonderen Eigenschaften vertraut machen. Setzen Sie sich einfach einmal darauf und spielen Sie damit herum. Ebenso wie das Radfahren, erfordert der Ball ein gutes Gleichgewichtsgefühl – und das können Sie mit den Übungen in diesem Kapitel schulen.

Gleichge- wichtsgefühl schulen

Mobilitäts- übungen

Da die Übungen Ihre Wirbelsäule geschmeidig machen, können Sie sie zu Beginn jeder Trainingseinheit einbauen. Nehmen Sie sich dafür bis zu fünf Minuten Zeit, und gehen Sie erst danach zu den schwierigeren Übungen weiter.

Bitte beachten Sie

Socken rutschen häufig auf Teppichböden. Barfuß oder in Sportschuhen stehen Sie immer fest und sicher.

Hüftkreisen

Setzen Sie sich breitbeinig auf den Ball, und lassen Sie die Hüfte kreisen. Sie können den Kreis so groß machen, daß sogar der untere Rücken den Ball berührt.

- Der Atmung brauchen Sie dabei keine besondere Beachtung zu schenken.
- Die Beine sind geöffnet, damit Sie sicher stehen.
- ⑩ Kreisen Sie die Hüfte 10mal in jede Richtung.

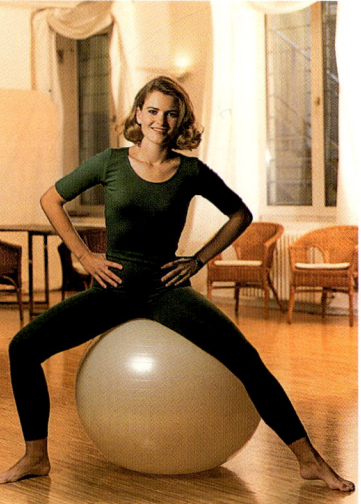

Auf guten Stand achten.

Katzenbuckel und Pferderücken

Stützen Sie die Arme auf den Oberschenkeln ab. Machen Sie einen runden »Katzenbuckel«. Drücken Sie die Wirbelsäule dann durch, so daß ein »Pferderücken« entsteht.

- 👄 Atmen Sie gleichmäßig.
- ⚠ Lassen Sie den Kopf dem Bewegungswechsel folgen.
- ⑩ Wechseln Sie 10mal zwischen beiden Haltungen.

Rückenroller

Auf dem Ball sitzend, wandern Sie mit den Füßen nach vorn. Der Rücken rollt dabei am Ball entlang nach unten und wieder zurück. Die Hände stützen die Position am Ball.

- 👄 Atmen Sie regelmäßig.
- ⚠ Drücken Sie den Rücken fest gegen den Ball, damit er Ihnen nicht wegrollt.
- ⑤ Wiederholen Sie die Übung 5mal.

Den Rücken runden ...

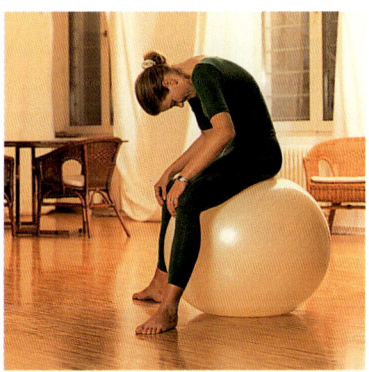

Langsam nach vorne laufen ...

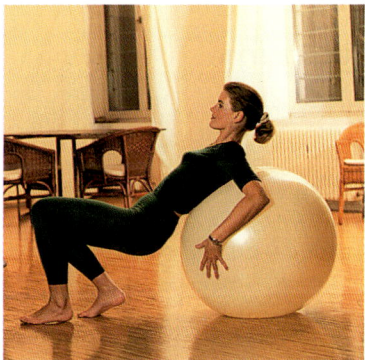

... und dann durchdrücken.

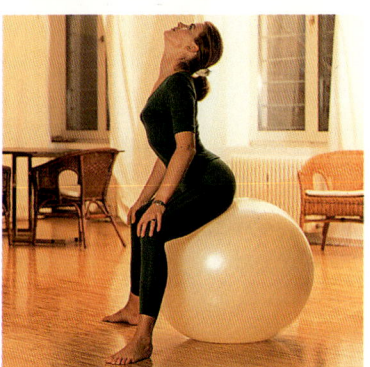

Endposition kurz halten.

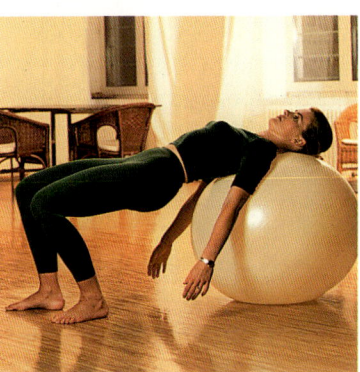

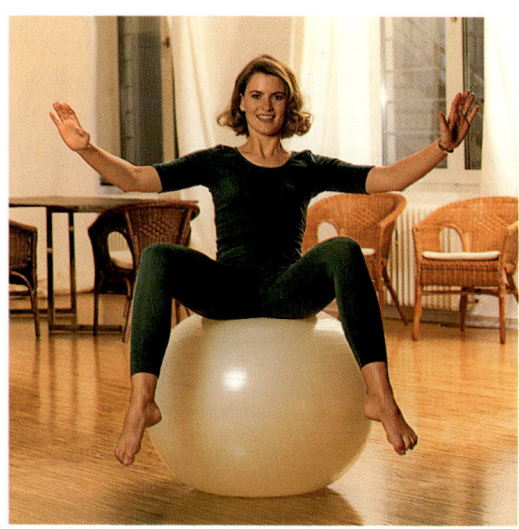

Balance

Besonders viel Platz nötig! Im Sitzen heben Sie zuerst ein Bein, dann beide Beine vom Boden ab. Versuchen Sie, mit hochgezogenen Beinen und erhobenen Armen das Gleichgewicht so lange wie möglich zu halten!

👄 Halten Sie den Atem nicht an. Atmen Sie bewußt und entspannt weiter.

⚠ Lassen Sie sich nicht auf übertriebene, gewagte Manöver ein. Stellen Sie die Beine rechtzeitig wieder ab.

📖 Führen Sie die Übung mehrmals aus! Das Gleichgewichtsgefühl verbessert sich schon nach kurzem Training.

Bauchrolle

Gehen Sie hinter dem Ball in die Hocke. Stoßen Sie sich mit den Füßen vom Boden ab, und rollen Sie mit dem Körper über den Ball hinweg. Fangen Sie die Bewegung mit den Händen am Boden ab, und rollen Sie wieder zurück.

👄 Ruhig ein- und ausatmen.

⚠ Bewegen Sie sich ruhig und fließend.

🔟 Wiederholen Sie die Bauchrolle 10mal.

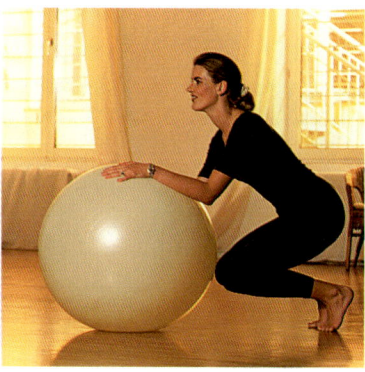

Mit etwas Schwung geht es am besten.

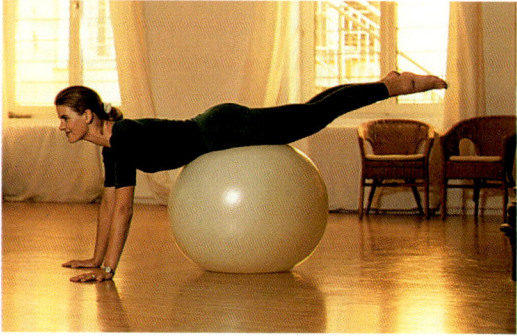

Mehr Schwung für Ihren Kreislauf

Mit den folgenden Übungen regen Sie Ihren Kreislauf an und wärmen die Muskeln auf. Das kommt allen weiteren Übungen zugute und vermindert gleichzeitig die Gefahr, Muskeln, Sehnen oder Bänder zu verletzen. Durch das Kreislauftraining werden aber auch die Stoffwechselprozesse in den Muskeln beschleunigt und der Energieumsatz wird gesteigert. Diesen Vorgang empfindet der Körper als Wärme: Sie fangen zu schwitzen an, Herzschlag und Atmung werden schneller. Durch das stärkere Atmen wird Ihren Körperzellen viel Sauerstoff zugeführt, was gleichzeitig die Reinigungsprozesse des Immunsystems anregt.

Vor dem Üben immer die Muskeln aufwärmen

Lieder zum Aufwärmen ausreichen. Nutzen Sie die Pausen zwischen den Songs, um tief durchzuatmen, und beginnen Sie dann von neuem. Betrachten Sie Ihr Üben als eine Art »Tanz auf dem Ball«. Sie werden sehen, wieviel Spaß Ihre Trainingseinheiten dann machen. Während Sie mit Physioball und Band trainieren, können Sie zwischendurch immer mal wieder die folgenden Kreislaufübungen »einschieben«. Wenn Sie 10 Minuten kontinuierlich durchhalten, trainieren Sie damit hervorragend Ihre Ausdauer.

Zwei Songs aus dem Radio zum Aufwärmen

Mit Musik fällt das Üben leichter

Um Ihren Kreislauf so richtig anzuregen, sollten Sie 5 bis 8 Minuten am Stück üben. Ein Tip: Hören Sie dabei Musik aus dem Radio. Ein Lied dauert in der Regel zwischen dreieinhalb und vier Minuten, so daß zwei

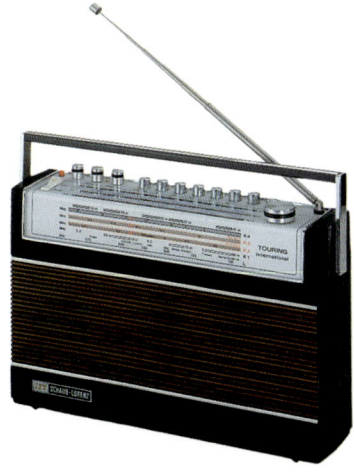

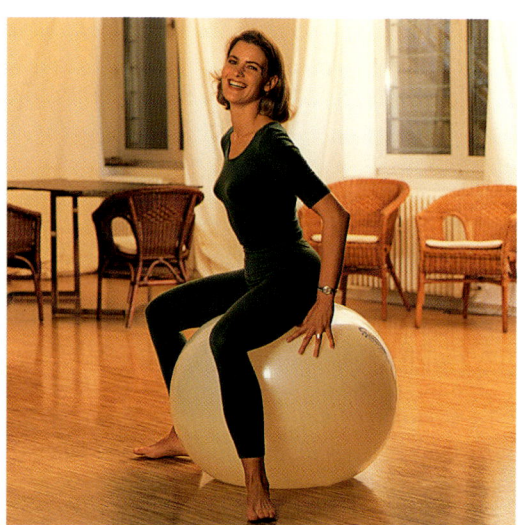

Federn

Den Ball mit den Händen lenken. Federn Sie im Rhythmus der Musik auf dem Ball. Wenn es Ihnen Spaß macht, drehen Sie sich dabei um die eigene Achse. Lenken Sie den Ball mit den Händen, da er ansonsten leicht wegrollt.

👄 Summen Sie mit der Musik, dann fließt der Atem ganz von allein.

⚠ Halten Sie den Rücken gerade, so schonen Sie die Wirbelsäule.

🕐 Federn Sie 1 bis 2 Minuten lang.

Bitte beachten Sie

Wenn Sie zu stark federn, wird die Wirbelsäule unnötig gestaucht – federn Sie deshalb sanft, aber beständig.

Variante

Diese Übung können Sie auf vielfältige Weise variieren, zum Beispiel indem Sie die Knie wechselseitig anziehen oder die Beine abwechselnd nach vorn strecken. Intensiver wird die Übung noch durch den Einsatz der Arme: Überkreuzen Sie die Arme, oder boxen Sie kräftig nach vorn.

Grätsche

Wippen oder federn Sie auf dem Ball. Öffnen und schließen Sie dabei die Beine im Rhythmus der Musik.

- 👄 Atmen Sie regelmäßig.
- ⚠ Halten Sie den Rücken gerade.
- 🕐 Wippen Sie 1 bis 2 Minuten lang.

Die Hände stabilisieren den Ball.

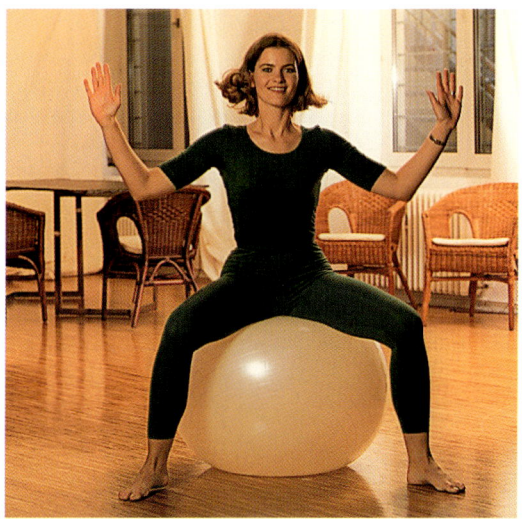

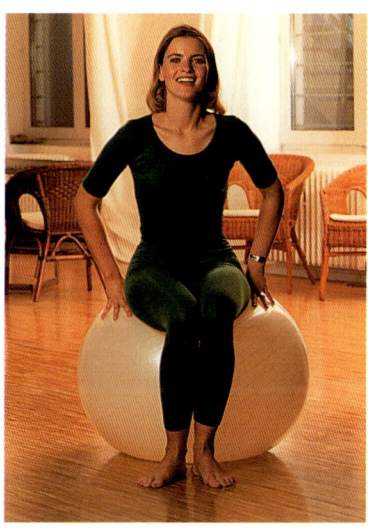

Variante (Bild oben)

Sie grätschen jetzt nicht nur die Beine, sondern öffnen parallel dazu auch noch die Arme zur Seite. Entsprechend schließen Sie die Arme vor der Brust, wenn Sie die Beine zusammenbringen.

Vorsicht! Der Ball springt leicht weg.

Kasatschok

Beginnen Sie, auf dem Ball zu
wippen. Beugen und strecken
Sie dann die Beine wie ein
Kasatschok-Tänzer wechselseitig im Rhythmus der Musik.

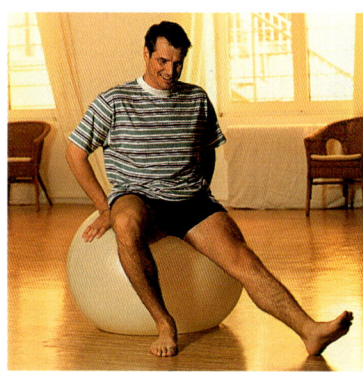

**Auf guten
Stand achten.**

- 👄 Atmen Sie normal.
- ⚠ Halten Sie den Rücken
  gerade.
- 🕐 Bleiben Sie 1 bis 2 Minuten
  dabei.

Variante

Im Rhythmus der Beine strek-
ken Sie beide Arme über den
Kopf und beugen sie wieder. Sie
können die Arme aber auch
gleichzeitig oder wechselseitig
– wie beim Boxen – bewegen.

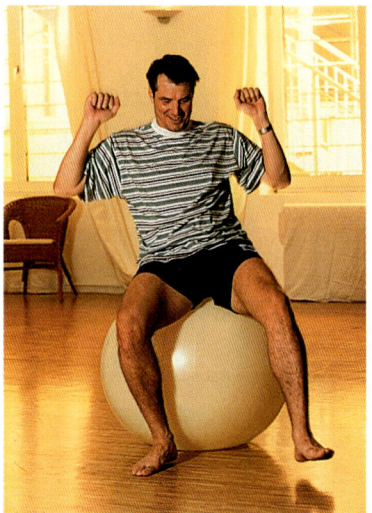

**Die Variante
erfordert
etwas Kon-
zentration.**

Marionette

Wippen oder federn Sie auf
dem Ball, führen Sie dabei
wechselseitig ein Knie mit dem
gegenüberliegenden Ellbogen
zusammen: einmal das linke
Knie mit dem rechten Ellbogen, dann das rechte Knie mit
dem linken Ellbogen.

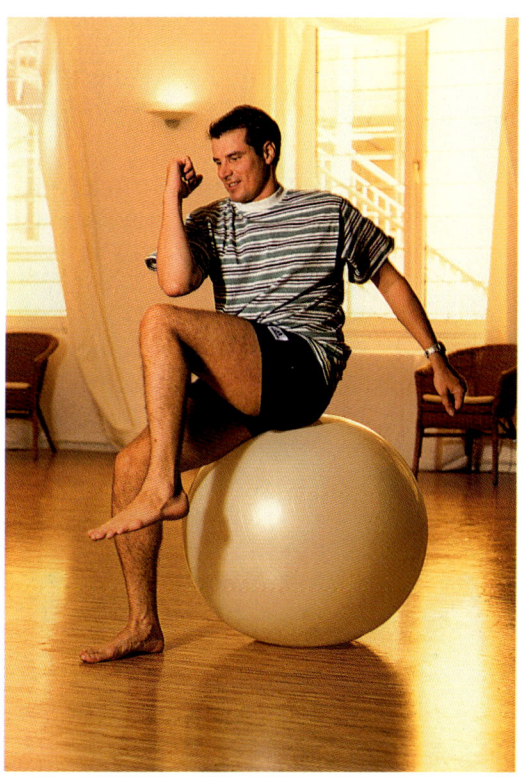

👄 Atmen Sie normal.

⚠ Beim Seitenwechsel wird
   der Ball instabil. Konzentrieren Sie sich deshalb gut
   auf die Bewegungsaus-
   führung. Ein Tip: Stellen
   Sie sich vor, an Knie und
   Ellbogen wären – wie bei
   einer Marionette – unsicht-
   bare Fäden befestigt, die
   jeweils über Kreuz von der
   gegenüberliegenden Seite
   angezogen werden.

🕑 Üben Sie 1 bis 2 Minuten
   lang.

**Das Tempo
etwas ver-
langsamen.**

Bitte beachten Sie

Diese Übung sollten Sie langsamer als die vorangegangenen
Übungen durchführen, denn sie erfordert viel Gleichgewichtsgefühl. Unter Umständen hilft Ihnen der folgende »Trick«: Stellen
Sie sich einen Magneten auf Ihrem Kopf vor, der Sie zur Zimmer-
decke oder zum Himmel zieht und Ihnen keine Chance läßt um-
zufallen. Damit können auch Sie bestimmt Ihre Balance halten.

Power-Stretch: Muskelkräftigung mit dem Ball

Wenn Sie beim Wort »Krafttraining« bisher ausschließlich an Muskelberge und Maschinentraining gedacht haben, dann wird dieses Kapitel Ihren Blickwinkel ein wenig erweitern. In der Gesundheitsprävention beispielsweise wird der Rumpf auf sanfte Weise gekräftigt, um langfristig Haltungsschäden und Rückenschmerzen vorzubeugen. Muskelkraft ist aber auch im täglichen Leben sehr wichtig. Treppensteigen oder ein Fahrrad aus dem Keller hochzutragen sind Tätigkeiten, die Kraft erfordern und die man gezielt trainieren kann.

Den Oberkörper sanft kräftigen

Die Muskelkraft läßt nach

Leider bleibt unsere Muskelkraft nicht ein Leben lang auf höchstem Niveau erhalten. Bis etwa zum 70. Lebensjahr verliert der Mensch rund ein Drittel seiner Maximalkraft aus jungen Jahren. Das liegt daran, daß sich die Anzahl der Muskelfasern verringert. Im Durchschnitt gehen zwischen dem 30. und 70. Lebensjahr ein Drittel der Fasern verloren. Die Mediziner gehen davon aus, daß bei den betroffenen Muskelfasern der Proteinstoffwechsel der Nerven gestört ist, sie nicht mehr aktiviert werden können und sich deshalb zurückbilden.

Dieser »Kraftverlust« ist in unserer technisierten Zeit jedoch gut zu verkraften, da maximale Krafteinsätze immer seltener werden. Dennoch gibt es im Alltag ständig wiederkehrende Bewegungsabläufe, die kraftvolle Ausdauer erfordern. Dieser Tatsache wird das Krafttraining mit dem Physioball gerecht: Der Schwerpunkt liegt bei allen Übungen auf einer hohen Wiederholungszahl bei mittlerer Kraftanstrengung.

Die Ausdauer wird trainiert

Dehnen nicht vergessen!

Durch konstantes Krafttraining würden sich mit der Zeit die Muskeln verkürzen. Deshalb ist es besonders wichtig, auch Dehnübungen in das Trainingsprogramm einzubauen. Dieses

»Power-
Stretch« =
Muskel-
dehnung

Kapitel widmet sich deshalb auch der Muskeldehnung, dem sogenannten Power-Stretch. Für jeden Körperbereich (Rumpf-vorder- und -rückseite, Arme und Beine) finden Sie Dehn-übungen mit beziehungsweise ohne Ball (Seite 53ff.). Bauen Sie diese Übungen in Ihr Kräfti-gungsprogramm ein, und deh-nen Sie unbedingt am Ende Ihrer Übungseinheit noch ein-mal. Die folgenden Übungen zur Muskelkräftigung und Mus-keldehnung sind systematisch nach Rücken, Bauch, Armen und Beinen geordnet, so daß Sie Ihre »Problemzonen« auch gezielt trainieren können und nicht jedesmal das gesamte Pro-gramm von neuem durchlaufen müssen.

Ein trainierter Rücken ist wichtig

Ein flacher Bauch und gut trai-nierte Bauchmuskeln sind der Traum vieler Menschen. Trotz aller ästhetischer Wünsche soll-te man dabei nicht vergessen, daß ein flacher Bauch zwar schön ist, nicht aber eine ge-sunde physiologische Stellung der Wirbelsäule ersetzen kann – und die basiert auf einer gleich-mäßig gekräftigten Rückenmus-kulatur. Deshalb sollten Sie Ihrem Rücken ruhig etwas mehr Zeit widmen, zu Anfang etwa zwei Drittel Ihrer Übungs-zeit, später kann sich dann das Verhältnis zugunsten anderer problematischer Schönheits-zonen verschieben.

Dem Rücken viel Zeit widmen

**Achtung!
Den Kopf
nicht heben.**

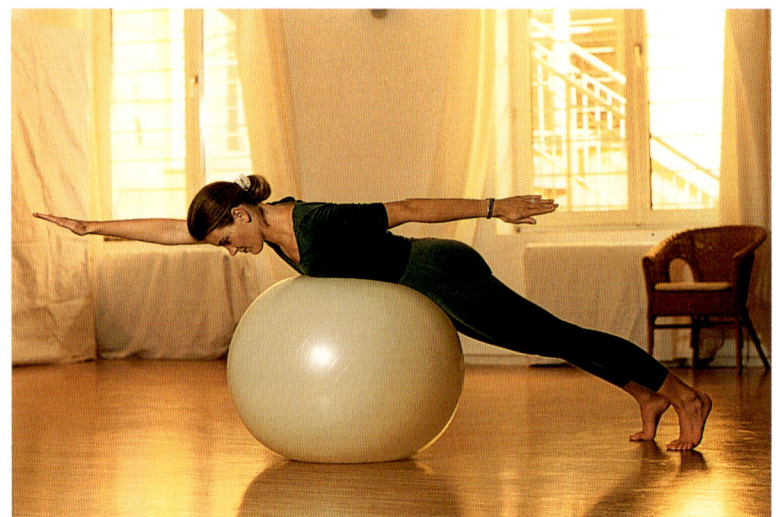

Kraulen

Gehen Sie in die stabile Bauchlage, das heißt, Sie legen sich
mit dem Bauch auf den Ball
und stützen sich dabei mit den
Füßen am Boden ab. Strecken
Sie einen Arm ausgestreckt
nach vorne, den anderen nach
hinten. Schwingen Sie abwechselnd den hinteren Arm nach
vorn, während Sie den vorderen
nach hinten strecken – so, als
ob Sie kraulen wollten.

👄 Atmen Sie fließend.

🔺 Kopf und Arme bilden eine
Verlängerung zur Wirbel-
säule.

⑩ 2 x 10 Armbewegungen:
10mal wechseln, Pause,
10mal wechseln.

⭐ 2 x 20 Armbewegungen.

So wirkt die Übung

Das »Kraulen« kräftigt den
Schultergürtel, die Rücken-
und Gesäßmuskulatur.
Einer »schlechten Haltung«
mit vorgeneigten Schultern
können Sie durch diese
Übung wunderbar entge-
genwirken.

Diagonale

In Bauchlage berühren beide
Hände und Füße den Boden.
Heben Sie nun gleichzeitig über
Kreuz den linken Arm und das
rechte Bein in die Waagrechte
hoch. Danach wechseln Sie
zum rechten Arm und linken
Bein.

👄 Trotz der Konzentration,
das Gleichgewicht zu hal-
ten, sollten Sie fließend atmen. Das erleichtert Ihnen
dann auch das Balancieren.

⚠ Heben Sie den Kopf auf keinen Fall nach oben, son-
dern lassen Sie ihn in Verlängerung der Wirbelsäule.
So vermeiden Sie Verspan-
nungen.

🔟 Führen Sie 2 x 10 Arm-
bewegungen aus, legen Sie
zwischendurch eine kurze
Pause ein.

✴ Machen Sie 2 x 20 Wiederholungen.

So wirkt die Übung

Durch das wechselseitig-
diagonale Anheben von
Armen und Beinen verbes-
sert sich das Zusammenspiel
der Muskelgruppen im
Rücken.

**In der Aus-
gangsposi-
tion stabili-
sieren, ...**

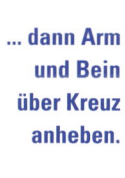

**... dann Arm
und Bein
über Kreuz
anheben.**

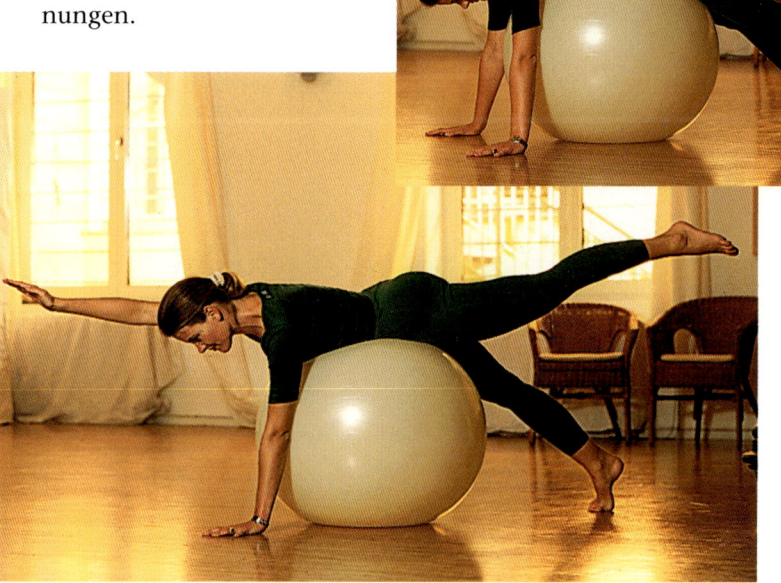

Beckenwippe

Aus dem Sitz rollen Sie in Rückenlage, bis Schultergürtel und Kopf auf dem Ball aufliegen. Der Rumpf ist nahezu waagrecht. Kneifen Sie jetzt das Gesäß zusammen, dann schiebt sich das Becken hoch. Wechseln Sie regelmäßig zwischen An- und Entspannung der Gesäßmuskeln, und lassen Sie daraus kleine Beckenbewegungen entstehen.

Po zusammenkneifen, Becken anheben.

Denken Sie daran, rhythmisch zu atmen.

Die Hände greifen, wenn nötig, zum Boden und stabilisieren die Position.

20 Wippen Sie 2 x 20mal. Ruhen Sie sich dazwischen kurz aus.

Wiederholen Sie 4 x 20mal.

So wirkt die Übung

Die »Beckenwippe« kräftigt die gesamte Rumpfmuskulatur. Es läßt sich damit aber auch eine zu schwach ausgeprägte Beckenbodenmuskulatur straffen und dadurch Blasenschwäche (Inkontinenz) vorbeugen. Wenn Sie davon betroffen sind, konzentrieren Sie sich während des Übens auf diesen Bereich.

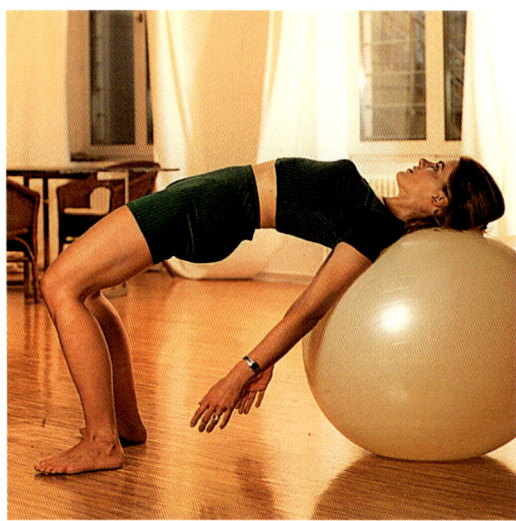

Stabilisieren
Sie mit der
freien Hand
den Ball.

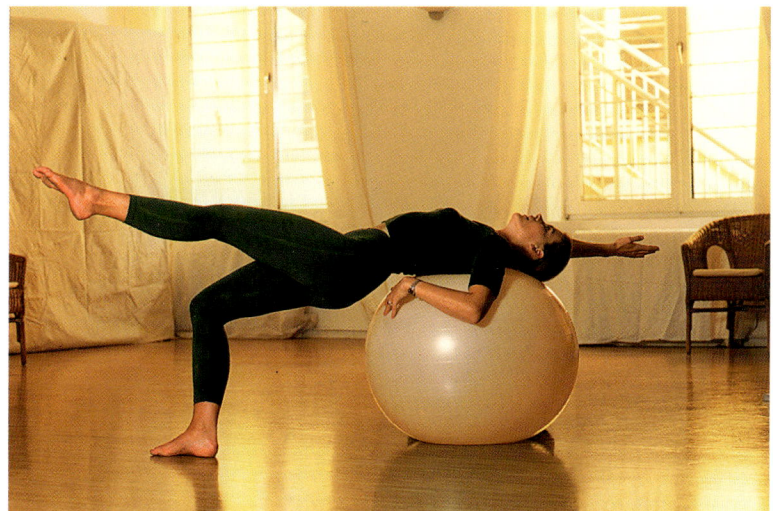

Klapptisch

Aus dem Sitz rollen Sie in
Rückenlage, bis Kopf und
Schultergürtel als Auflagefläche
dienen. Heben Sie nun ein
Bein, strecken Sie es waagrecht
nach vorn. Gleichzeitig führen
Sie den gegenüberliegenden
Arm nach hinten. In dieser
Position halten Sie die Span-
nung »wie ein ausgezogener
Klapptisch« 15 Sekunden lang.
Diese isometrische Übung hat
zum Ziel, bestimmte Muskel-
gruppen in einen Spannungszu-
stand zu versetzen und dadurch
zu kräftigen, ohne daß es dabei
zu einer Bewegung in den
Gelenken kommt.

- Während isometrischer
  Haltearbeit unterbricht man
  gern den Atemfluß. Achten
  Sie darauf, daß Sie weiterhin
  regelmäßig atmen.
- Halten Sie das frei schwe-
  bende Gesäß 15 Sekunden
  lang in der Waagrechten.
- **2** Wiederholen Sie 2mal mit
  jedem Bein.
- Wiederholen Sie 4mal mit
  jedem Bein.

So wirkt die Übung

Diese Übung trainiert die
Muskeln im Lendenwirbel-
bereich. Die Überkreuz-
bewegung aktiviert rechte
und linke Gehirnhälfte, was
sehr entspannend wirkt.

Power-Stretch: Muskelkräftigung mit dem Ball

Den Kopf zwischen den Armen lassen.

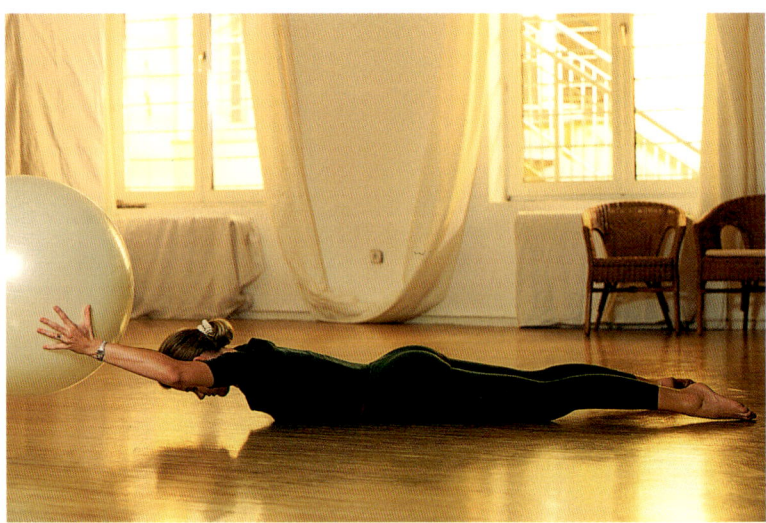

Ball-Lift

Legen Sie sich mit dem Bauch auf den Boden. Fassen Sie den Ball mit den Händen, und heben Sie ihn mit gestreckten Armen leicht vom Boden ab. Halten Sie ihn kurz vor Ihrem Kopf hoch in der Luft. Danach setzen Sie den Ball langsam wieder ab.

👄 Versuchen Sie, während des Anhebens auszuatmen.

⚠ Um den Rücken zu schonen, heben Sie den Ball nur wenige Zentimeter vom Boden hoch.

5 Heben Sie 2 x 5mal an, ruhen Sie sich dazwischen aus.

✶ 2 x 10mal anheben.

Bitte beachten Sie

Lassen Sie die Arme gestreckt und richten Sie den Blick zu Boden.

So wirkt die Übung

Mit dem »Ball-Lift« beanspruchen Sie die Rückenmuskulatur im Brustbereich, die Schultern und Arme.

Pinzette

In Bauchlage legen Sie den Kopf auf den angewinkelten Armen ab. Fassen Sie den Ball im unteren Drittel mit den Beinen, und heben Sie ihn vom Boden ab. Halten Sie ihn wie eine überdimensionale Pinzette 5 Sekunden lang in der Luft, bevor Sie ihn wieder absetzen.

- Atmen Sie während der Anspannung entspannt weiter.
- Heben Sie den Ball nur wenige Zentimeter vom Boden hoch, dabei sollten sich die Knie vom Boden entfernen.

10 Heben Sie die Beine 2 x 10mal an.

☆ Wiederholen Sie 2 Sätze à 20 Wiederholungen.

So wirkt die Übung

Mit der »Pinzette« kräftigen Sie die Muskulatur im unteren Rücken, im Gesäß und in den Oberschenkeln. Frauen, die unter Orangenhaut (Cellulite) leiden, straffen mit dieser Übung auch ihre Oberschenkel.

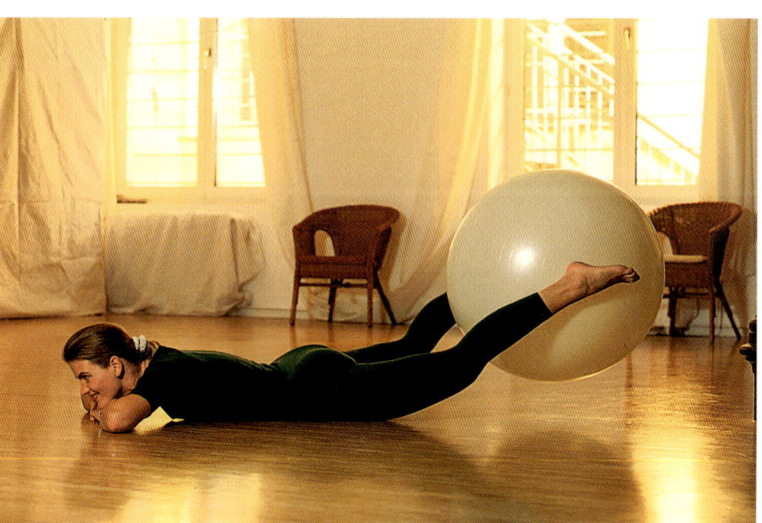

Trotz Anstrengung ruhig weiteratmen.

Power-Stretch: Muskelkräftigung mit dem Ball

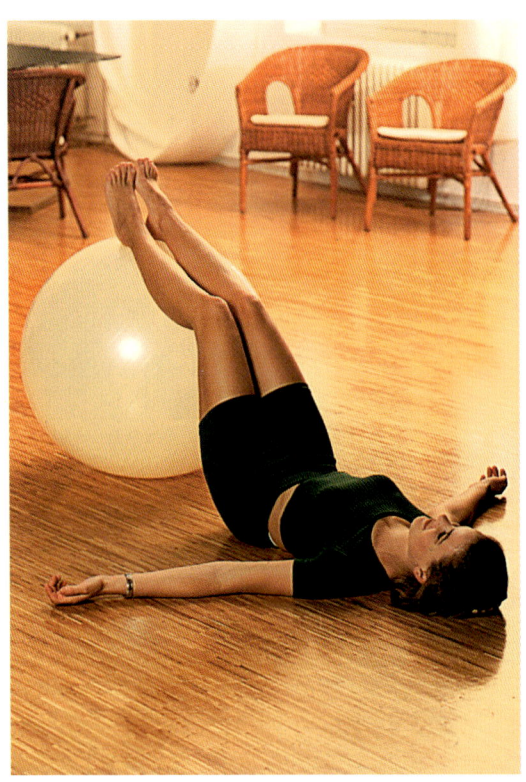 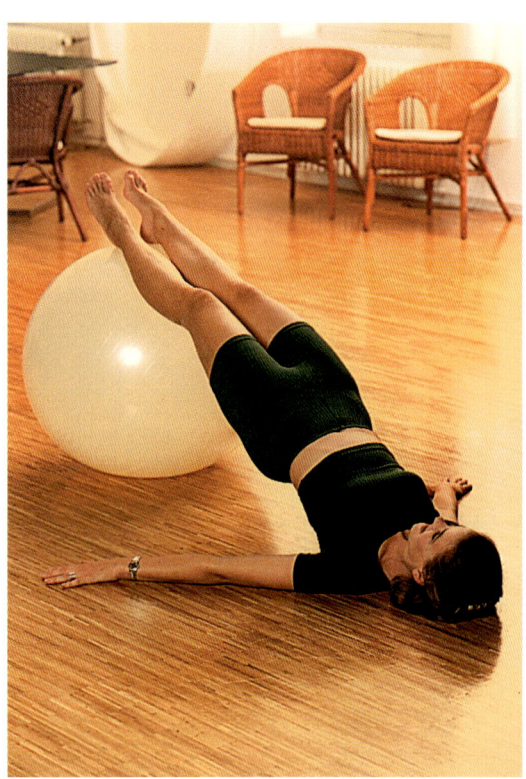

Mit den Armen stabilisieren, ...

Schiefe Ebene

Sie liegen auf dem Rücken, Ihre Unterschenkel ruhen oben auf dem Ball. Aus dieser Stufenlage heben Sie das Becken vom Boden ab, so daß der ganze Körper eine schräge Gerade bildet – nur Kopf, Hals, Schultern und Arme bleiben liegen. Halten Sie diese Position 15 Sekunden lang.

◯ Behalten Sie Ihren normalen Atemrhythmus bei.

△ Stabilisieren Sie die Haltung, indem Sie Ihre Arme seitlich vom Körper abspreizen.

❺ Heben Sie das Becken 2 x 5mal, pausieren Sie nach dem ersten Satz.

... Becken heben und halten.

Variante

Diese schwierige Variante ist für Geübte gedacht. Während Sie das Becken in der Geraden halten, spreizen Sie abwechselnd ein Bein vom Ball weg.

- ⚠ Heben Sie die Beine wechselseitig.
- 🔟 Wiederholen Sie 2 Sätze à 10mal.

So wirkt die Übung

Das gleichzeitige Anheben des Beckens und das Hochstrecken des Beines stärkt die gesamte Rumpfmuskulatur. Davon profitieren auch die Muskeln auf der Oberschenkelrückseite. Zerrungen, die häufig durch ungeschickte Bewegungen entstehen, kann man so vorbeugen.

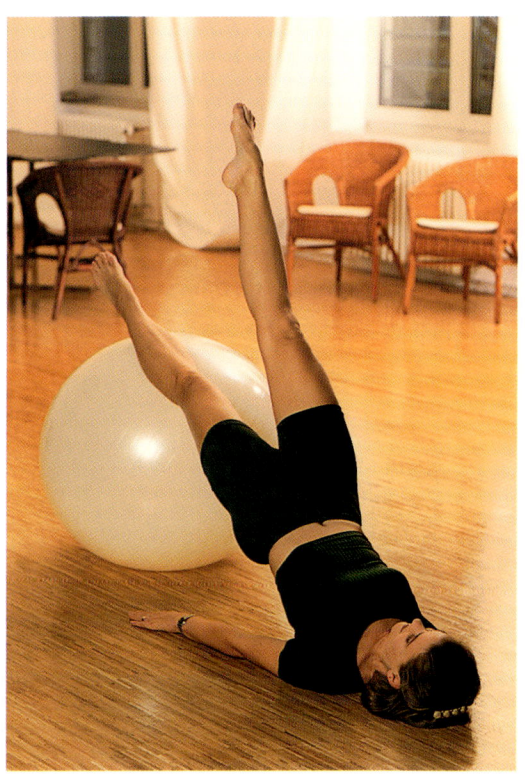

Auf Körperspannung achten!

Dach

An diese Übung sollten Sie sich nur wagen, wenn Sie schon einige Erfahrung mit dem Ball haben. Nehmen Sie die Stufenlage ein, das heißt Ihre Unterschenkel ruhen auf dem Ball. Nun ziehen Sie den Ball nah zu sich heran, bis die Beine stark angewinkelt sind. Ziehen Sie den Ball noch etwas näher heran, und heben Sie Ihr Becken vom Boden ab – Waden und Oberschenkel bilden ein Dach. Die Position 15 Sekunden lang halten.

- 👄 Atmen Sie ruhig weiter.
- ⚠ Stabilisieren Sie die Haltung mit den vom Körper seitlich abgespreizten Armen.
- ❷ Ziehen Sie den Ball 2 x 2mal heran, pausieren Sie dazwischen kurz.

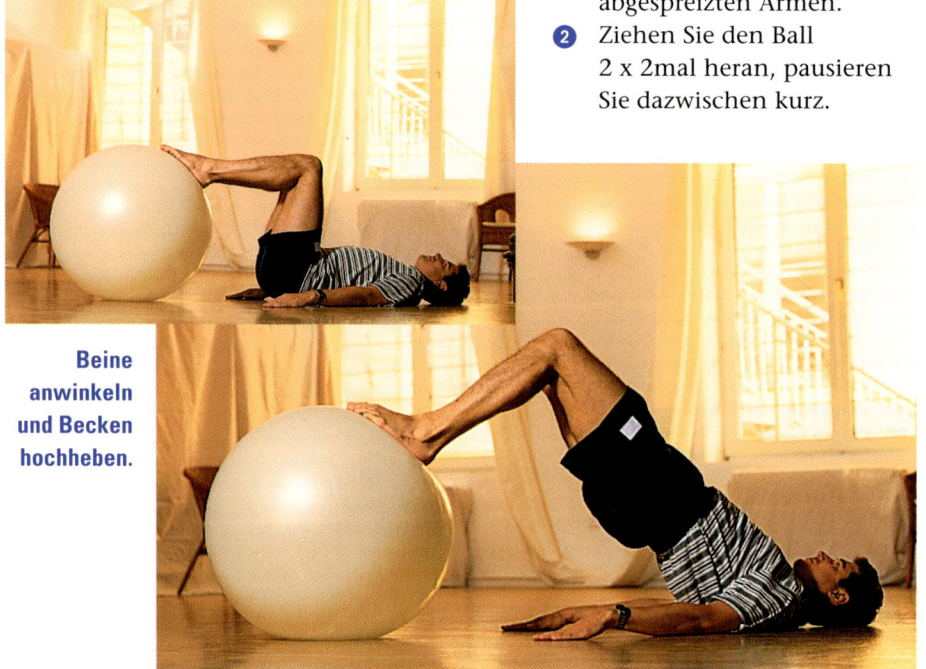

Beine anwinkeln und Becken hochheben.

Variante

Diese etwas schwerere Variante sollten Sie ausprobieren, wenn Sie das »Dach« gut beherrschen. Sie heben wie beim »Dach« das Becken vom Boden ab und strecken nun zusätzlich abwechselnd ein Bein nach oben. Spreizen Sie die Arme weit vom Körper ab, um die Übung zu stabilisieren.

⑩ 2 x 10mal: Wiederholen Sie wechselseitig 10mal, kurze Pause, dann nochmals wechselseitig 10mal.

So wirkt die Übung

Das »Dach« stabilisiert die Rumpf- und Beinmuskulatur. Außerdem entlastet es die Venen in den Beinen.

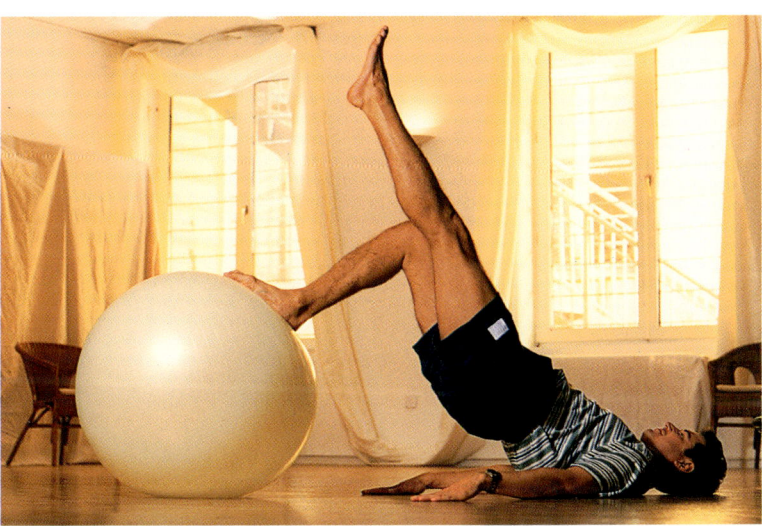

Unbedingt gleichmäßig weiteratmen.

Trainingstip

Regelmäßige sportliche Betätigung hat viele Vorteile. Unter anderem führt sie zu Anpassungserscheinungen der Gelenke, der Knorpel verdickt sich, so daß sich an den Gelenkflächen die Druckbelastungen auf eine größere Fläche verteilen. Das macht die Gelenke stabiler, widerstandsfähiger und weniger anfällig für Verletzungen.

Für einen straffen Bauch

Viele Menschen betreiben gezieltes Bauchmuskeltraining allein eines flachen Bauches wegen. Doch gekräftigte Bauchmuskeln haben auch wichtige gesundheitliche Vorteile: Sie stabilisieren aktiv die Wirbelsäule und schützen die inneren Organe. Mit kräftigen Bauchmuskeln kommt es übrigens auch sehr viel seltener zu einem Leistenbruch.

Wichtig für Wirbelsäule und Organe

Liegestütz

Legen Sie sich mit den Oberschenkeln auf den Ball. Die Hände stehen schulterbreit am Boden. Beugen und strecken Sie jetzt langsam Ihre Arme.

- 👄 Zählen Sie laut mit, so erhalten Sie den Atemfluß.
- ⚠ Achten Sie auf einen ganz gestreckten Rumpf.
- ⑩ Machen Sie 2 x 10 Liegestütze.
- ★ 2 x 20 Liegestütze machen.

Variante

Je größer der Abstand zwischen Armen und Ball, desto intensiver wird die Wirkung.

> **So wirkt die Übung**
> Sie kräftigt Ihre Bauch- und auch Ihre Armmuskulatur.

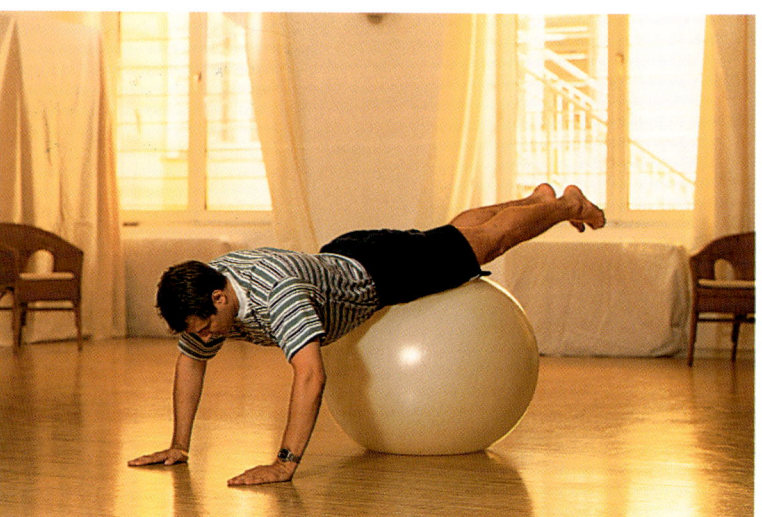

Mitzählen und dabei gleichmäßig atmen.

Seitlicher Liegestütz

Legen Sie sich im Liegestütz
über den Ball, und stützen Sie
sich mit den Händen vorn auf
dem Boden ab. Nun drehen Sie
den Rumpf um die Körperlängs-
achse auf eine Seite. Das Becken
und ein Oberschenkel liegen
dann seitlich auf dem Ball. Bleiben Sie für 10 Sekunden im
seitlichen Liegestütz liegen.

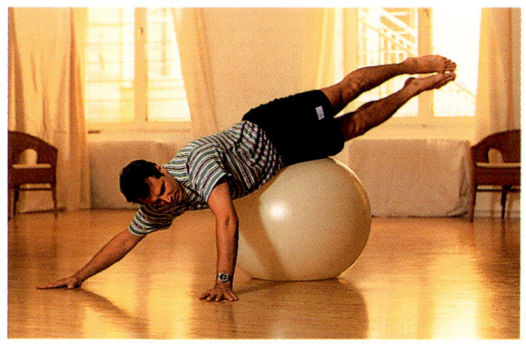

- 👄 Vergessen Sie nicht zu
  atmen.
- ⚠ Die Arme stabilisieren die
  Position.
- ⑤ Je Seite 2 x 5mal: 5 rechts,
  5 links – Pause – 5 rechts,
  5 links.
- 🏃 Üben Sie die schwierige
  Variante.

So wirkt die Übung

Mit dem »Seitlichen Liege-
stütz«, und vor allem der
Übungsvariante, kräftigen
Sie Ihre Rumpfmuskulatur.
Außerdem ist bei dieser
Übung der stabilisierende
Effekt für die Wirbelsäule
besonders hoch.

**Vom Liege-
stütz auf die
Seite drehen.**

**Das Atmen
nicht
vergessen.**

Variante

Während Sie mit der Hüfte seitlich auf dem Ball liegen, spreizen Sie das obere Bein ab. Versuchen Sie, die Balance mit den
Händen am Boden zu halten.

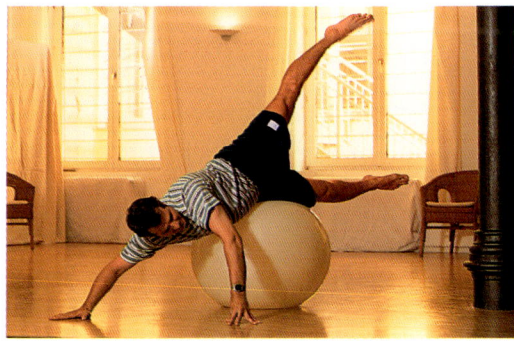

Power-Stretch: Muskelkräftigung mit dem Ball

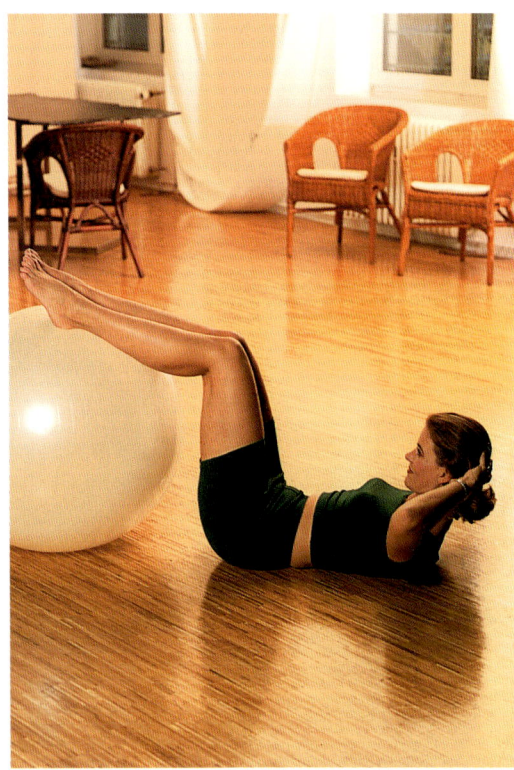

Stufe

Sie liegen rücklings auf dem Boden, die Unterschenkel ruhen auf dem Ball. In dieser Stufenlage verschränken Sie die Hände im Nacken und unter-stützen so den Kopf. Lassen Sie die Ellbogen seitlich geöffnet. Heben Sie nun den Oberkörper mit den Schultern vom Boden ab, halten Sie die Position 5 Sekunden lang, danach legen Sie sich langsam wieder hin.

- 👄 Atmen Sie bei jedem Auf-richten aus.
- ⚠ Drücken Sie das Kinn nicht auf die Brust, sondern las-sen Sie die Luftröhre für den Atem frei.
- ❿ 2 x 10 Wiederholungen.
- ⭐ 2 x 20 Wiederholungen.

Das Kinn nicht auf die Brust drücken.

So wirkt die Übung

Bei den Bauchmuskeln unterscheidet man drei Schichten von Muskeln, die jeweils verschieden verlaufen: die geraden-, schräg- und querverlaufenden. Durch diese Übung werden ins-besondere die geraden Bauchmuskeln gestärkt. Eine klassische Übung, die sowohl im Fitneßbereich als auch in der Kranken-gymnastik Anwendung findet.

Ballschwebe

Aus der Rückenlage heben Sie den Ball mit den Füßen vom Boden ab. Halten Sie ihn vor sich in der Schwebe. Rollen Sie den Oberkörper Wirbel für Wirbel langsam hoch, bis Sie mit den Händen gegen den Ball drücken können. Halten Sie die Position 10 Sekunden lang, rollen Sie dann wieder ab.

👄 Atmen Sie bei jedem Hochrollen bewußt aus.

⚠ Versuchen Sie, ohne Schwung hochzukommen. So üben Sie effektiver.

🔟 Rollen Sie 2 x 10mal hoch.

★ 2 x 20 Wiederholungen.

So wirkt die Übung

Mit der »Ballschwebe« straffen Sie die geraden Bauchmuskeln. Fettpölsterchen und einem nicht mehr so straffen Bauch können Sie damit gut zu Leibe rücken.

Bitte beachten Sie

Bei den isometrischen Übungen ist es entscheidend, den Spannungszustand lange zu halten. Die Muskulatur reagiert darauf mit guten Kraftzuwächsen.

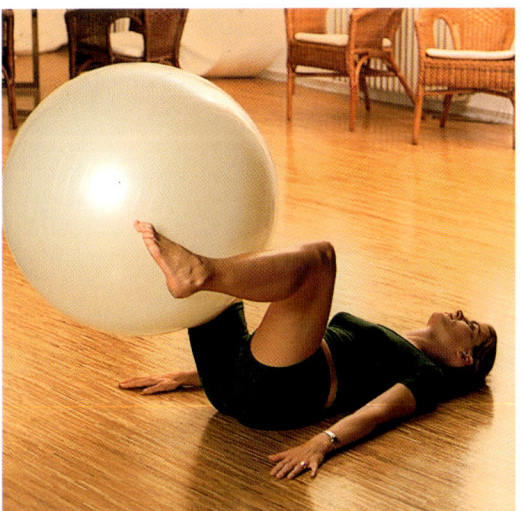

Den Ball anheben, ...

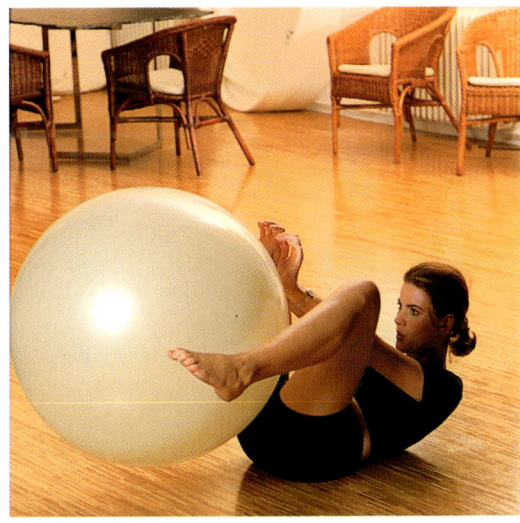

Oberkörper heben und halten.

Kinn nicht nach unten drücken.

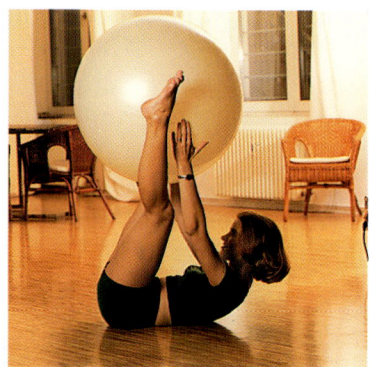

Ballübergabe

Fassen Sie den Ball mit Füßen und Waden, heben Sie ihn hoch und übergeben Sie ihn in die Hände. Senken Sie Arme und Beine zum Boden und tupfen Sie den Ball hinter dem Kopf am Boden auf. Den Ball wieder in die Füße übergeben und den Boden damit berühren.

- 👄 Atmen Sie regelmäßig.
- ⚠ Nach jeder Ballübergabe tippen Sie mit den Füßen kurz am Boden auf, bevor Sie den Ball zurückholen.
- ❿ Übergeben Sie den Ball 2 x 10mal.
- ✶ Wiederholen Sie 2 x 20mal.

So wirkt die Übung
Sie kräftigt die gesamte vordere Rumpfmuskulatur und die Muskeln der Beine.

Trage

Sie liegen mit angewinkelten Beinen auf dem Rücken, der Ball liegt hinter Ihrem Kopf. Heben Sie den Ball mit gestreckten Armen vom Boden ab. Kopf und Schultergürtel rollen vom Boden weg. Halten Sie den Ball 10 Sekunden lang.

- 👄 Atmen Sie ruhig weiter.
- ⚠ Die Füße nur an den Fersen aufsetzen. Die Lendenwirbel bleiben am Boden.
- ❺ Wiederholen Sie 2 x 5mal.
- ✶ Wiederholen Sie 2 x 10mal.

So wirkt die Übung
Damit kräftigen Sie die gesamte Bauchmuskulatur.

Kopf und Schultern anheben.

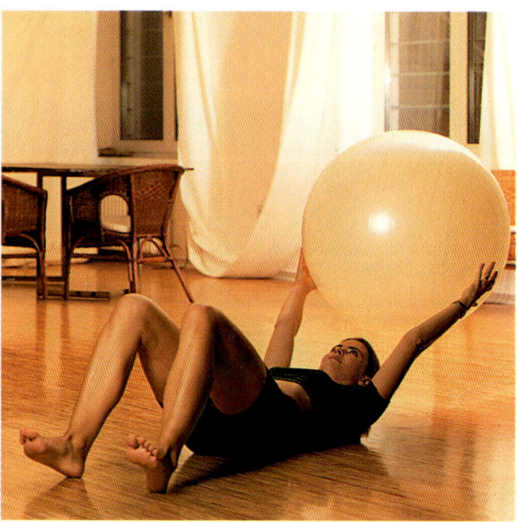

Spirale

In der Stufenlage liegt ein Bein mit dem Unterschenkel auf dem Ball, der Fuß des anderen Beines ist gegen den Ball gestellt. Der Kopf wird durch die im Nacken verschränkten Hände abgestützt. Heben Sie den Oberkörper vom Boden ab, und bewegen Sie den gegen-überliegenden Ellbogen über Kreuz in Richtung des ange-stellten Knies. Dann langsam wieder nach hinten ablegen.

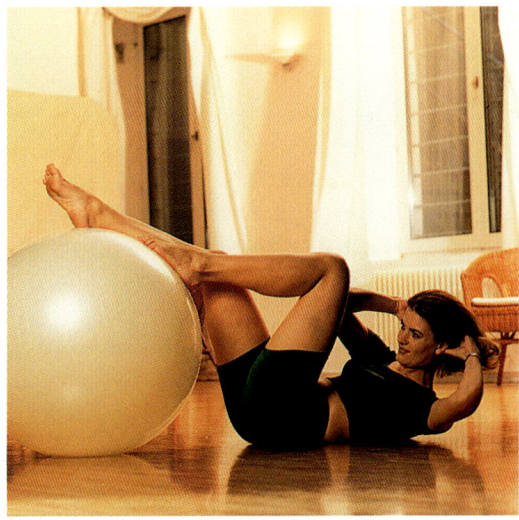

- 👄 Beim Hochrollen aus-atmen, summen oder laut zählen, damit der Atem frei fließt.
- ⚠ Das Kinn nicht auf die Brust drücken. So bleibt der Halsbereich für den Atem offen.
- ⑩ 2 x 10 Wiederholungen je Seite.
- ✶ 2 x 20 Wiederholungen je Seite.

So wirkt die Übung

Die »Spirale« ist eine aus - gezeichnete Übung für die quer und schräg verlaufen-den Bauchmuskeln. Sie ist vor allem nach einer Schwangerschaft zu emp-fehlen, weil die Überkreuz-bewegung auch die tieflie-genden Muskelgruppen des Bauches strafft.

Ellbogen nicht nach vorne drehen.

Schieber

In der Rückenlage heben Sie
den Ball mit den Füßen vom
Boden ab. Verschränken Sie die
Hände im Nacken, und heben
Sie den Kopf leicht an. Schieben Sie nun den Ball waagrecht
nach vorn, und holen Sie ihn
zurück.

- Atmen Sie während des
  Vorschiebens aus, während
  des Zurückholens atmen Sie
  wieder ein.
- Strecken Sie die Beine beim
  Vorschieben nicht ganz
  durch. Das ist zu schwer
  und führt zu unnötigen
  Verkrampfungen.
- ⑩ Schieben Sie den Ball
  2 x 10mal nach vorn,
  dazwischen machen Sie
  eine kurze Pause.
- ✶ Führen Sie 2 x 20 Wiederholungen aus.

So wirkt die Übung

Durch das Strecken in der
Rückenlage beanspruchen
Sie Bauch- und Beinmuskeln
sehr intensiv. Mit dem
Anheben des Kopfes vermeiden Sie ein Hohlkreuz und
schonen die Wirbelsäule.

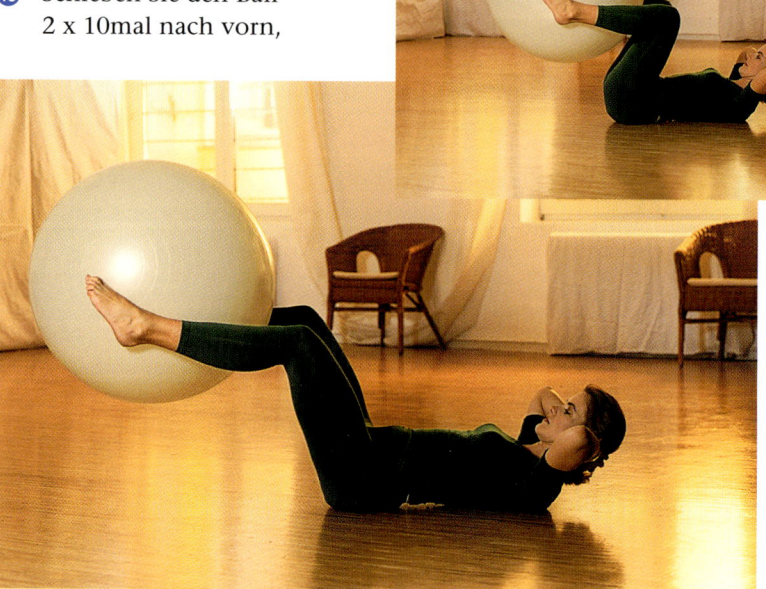

**Die ange-
winkelten
Beine nach
vorne schie-
ben.**

Mehr »Pep« für Ihre Arme

Straffe Muskeln an den Armen
sind nicht nur schön anzu-
schauen. Sie helfen bei alltäglichen Dingen wie Heben und
Tragen von Lasten und sind bei
vielen Sportarten wichtig. Vor
allem beim Golfen oder Tennis-
spielen geht ohne sie nichts.

Sonnenbahn

Setzen Sie sich auf den Boden,
und kreuzen Sie die Beine über-
einander wie im »Schneidersitz«.
Fassen Sie den Ball mit den Händen, und tippen Sie mit ihm
seitlich neben Ihrem Körper auf.
Beschreiben Sie mit dem Ball

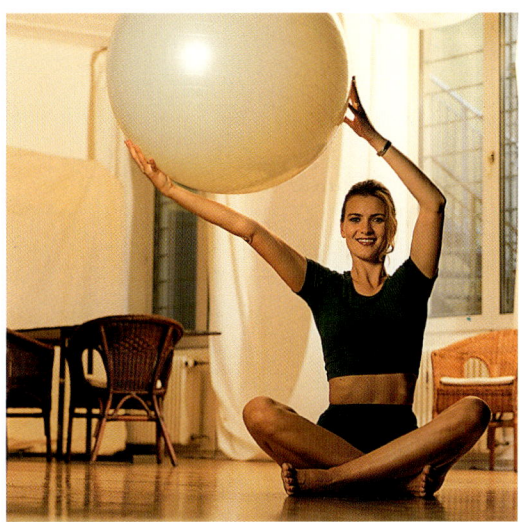

den Verlauf der Sonnenbahn:
Führen Sie ihn über den Kopf
hinweg, und tippen Sie auf der
anderen Körperseite wieder auf.

... seitlich neben sich tippen.

- 👄 Atmen Sie beim Heben des
  Balls bewußt aus.
- ⚠ Halten Sie den Rücken
  möglichst aufrecht.
- **5** Tippen Sie 5mal auf jeder
  Seite.
- ✶ Tippen Sie 2 x 5mal.

Von oben beginnend den Ball ...

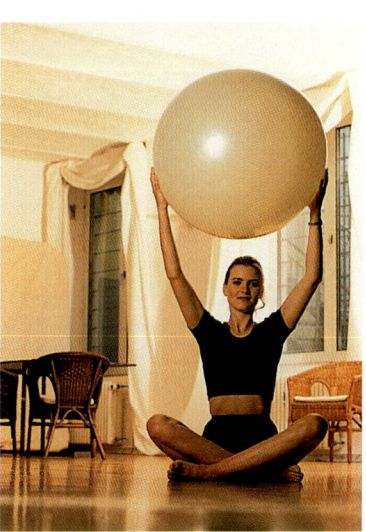

So wirkt die Übung

Mit der »Sonnenbahn« steigern Sie Ihre Armkraft. Sie
verbessern damit auch die
Beweglichkeit Ihres Rump-
fes, eine der wichtigsten
konditionellen Fähigkeiten.

Power-Stretch: Muskelkräftigung mit dem Ball

**Auf ausrei-
chend Platz
achten!**

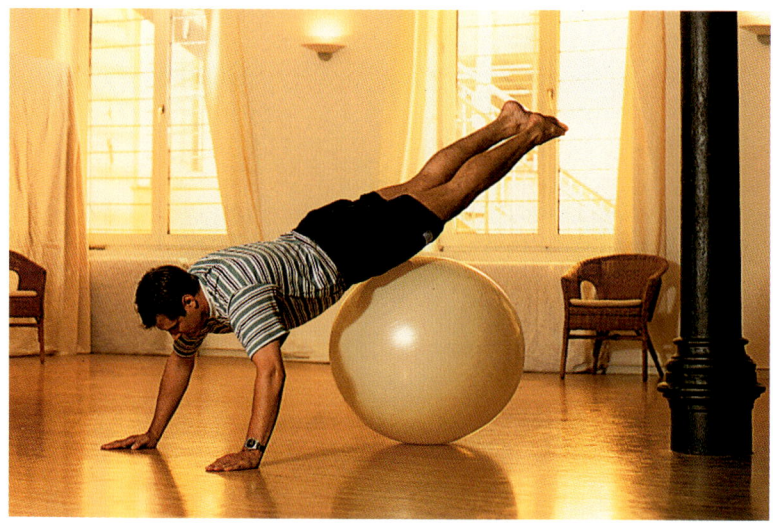

Sprungbrett

Gehen Sie über dem Ball in den
Stütz. Die Oberschenkel bleiben
auf dem Ball liegen und dienen
als Auflagefläche. Holen Sie so
viel Schwung, daß Sie mit den
Oberschenkeln leicht auf dem
Ball federn können. Die Arme
stützen die Position auf dem
Boden, Beine und Füße bleiben
gestreckt.

👄 Atmen Sie ruhig weiter.
⚠ Lassen Sie den Rumpf ganz
   gestreckt. Federn Sie
   anfangs in Maßen, bis Sie
   sich sehr sicher fühlen.

📖 Üben Sie 2mal oder solange
   es Ihnen Freude bereitet und
   Ihre Arme nicht ermüden.
⭐ Für Geübte gilt das gleiche:
   Üben Sie, solange Sie Spaß
   daran haben.

So wirkt die Übung

Beim »Sprungbrett« müssen
die Arme viel leisten. Durch
die Spannung, die zum
Federn nötig ist, wird die
Muskulatur des gesamten
Körpers gut gekräftigt. Zudem trainieren Sie mit dieser Übung Ihr Gefühl für
Körperspannung und Kör-
pergleichgewicht.

Heranziehen

Sie liegen in Bauchlage auf dem Ball. Mit den Händen stützen Sie sich vorn auf dem Boden ab. Mit den Beinen ziehen Sie den Ball nun unter dem Körper heran, bis Sie mit den Knien auf dem Ball zur Ruhe kommen.

👄 Achtung, atmen nicht vergessen, damit die Muskulatur reaktionsfähig und locker bleibt.

⚠ Eine verkrampfte Kopfhaltung beeinträchtigt die Übung. Lassen Sie den Kopf deshalb locker nach unten hängen.

❺ 2 x 5mal heranziehen.

✝ 2 x 10mal heranziehen.

So wirkt die Übung

Durch das »Heranziehen« werden vornehmlich Arme, Schultergürtel und die Beugemuskulatur der Hüfte beansprucht. Insgesamt ist die Übung sehr komplex und kann für Einsteiger ein kleiner Balanceakt sein.

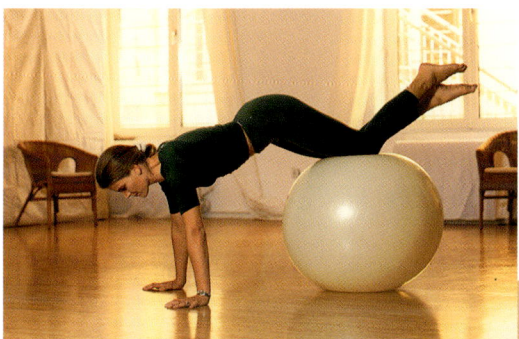

Den Ball heranziehen, bis Sie darauf knien.

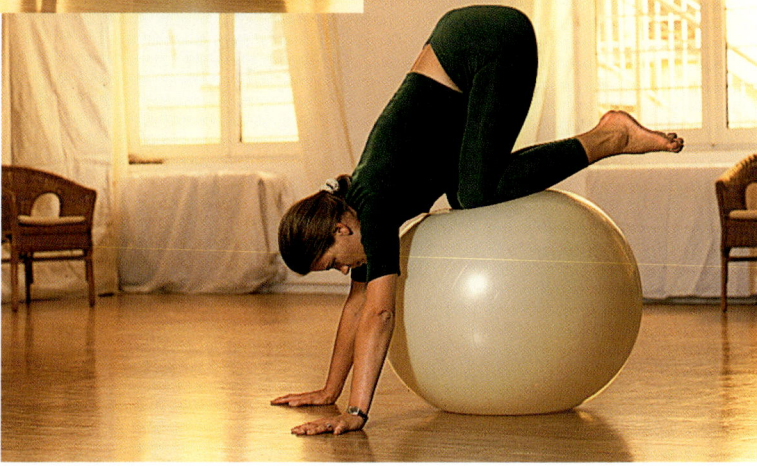

Wohlgeformte, kraftvolle Beine

Unsere Beine ermöglichen uns die freie Fortbewegung. Je trainierter sie sind, umso zuverlässiger tragen sie uns, wohin wir **Wirksamer** wollen, und umso wohlgeform-**Schutz vor** ter sind sie. Kräftige Muskeln **Verletzungen** schützen aber auch vor Verletzungen, indem sie die Knochen fest umhüllen und dadurch Schläge und Stöße erst einmal abfangen können.

Gehaltener Sitz

Sie sitzen auf dem Ball. Stemmen Sie die Füße auf den Boden, und drücken Sie dabei Ihr Gesäß so weit vom Ball weg, daß Sie ihn nur leicht berühren. Halten Sie die Spannung 20 Sekunden lang.

- Anspannung führt meist zum Anhalten des Atems. Denken Sie ans Atmen, und atmen Sie ganz bewußt weiter.
- Halten Sie den Rücken gerade. Balancieren Sie die Position mit nach vorn gestreckten Armen aus.
- ❸ 3mal etwa 20 Sekunden die Spannung halten.
- Die Spannung 30 Sekunden halten.

Variante

Als Steigerung können Sie Ihr Körpergewicht abwechselnd von einem Bein auf das andere verlagern.

So wirkt die Übung

Der »Gehaltene Sitz« kräftigt die Oberschenkel. Wenn Sie versuchen, das Gesäß fest anzuspannen, erhöht sich auch die Körperspannung.

Bewußt weiteratmen.

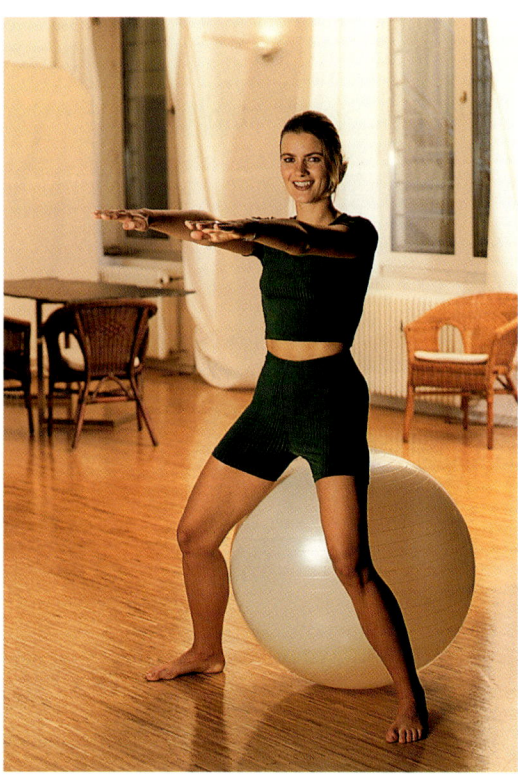

**Beine im
Wechsel
strecken und
beugen.**

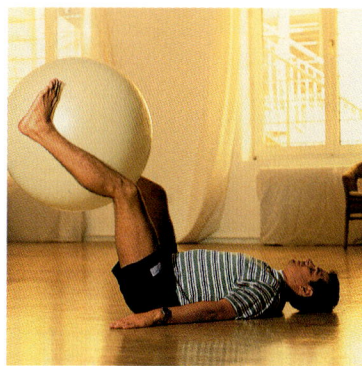

Ladekran

Aus der Rückenlage heben Sie
den Ball mit beiden Füßen vom
Boden ab. Strecken Sie die Beine
mit dem Ball in die Senkrechte
hoch. Dann beugen Sie die
Beine, und tippen Sie – wie ein
Ladekran – mit dem Ball vor
dem Gesäß auf. Danach heben
Sie ihn wieder hoch.

- ⬤ Der Atem bedarf dabei kei-
  ner besonderen Beachtung.
- ◭ Stabilisieren Sie die Rückenlage durch Abspreizen der
  Arme.
- ⑩ Heben Sie den Ball
  2 x 10mal ab.
- ✶ Heben Sie den Ball
  2 x 20mal ab.

So wirkt die Übung
Sie beansprucht die gesamte
Muskulatur der Beine.

Presse

In der Stufenlage liegt der Ball
dicht bei Ihnen, Ihre Oberschen-
kel liegen auf dem Ball. Drücken
Sie die Fersen fest auf den Ball,
und klemmen Sie ihn zwischen
Füße und Gesäß. Heben Sie den
Ball vom Boden ab und halten
Sie ihn 10 Sekunden in der Luft.

- ⬤ Ruhig ein- und ausatmen.
- ◭ Vermeiden Sie Kleidung aus
  Kunststoff, damit der Ball
  nicht wegrutscht.
- 🖐 Üben Sie 4mal oder öfter.
- ✶ Nach Lust und Laune üben.

So wirkt die Übung
Sie kräftigt die Beinanzieher,
eine Muskelgruppe auf der
Oberschenkelrückseite, die
das Anziehen der Beine ermöglicht. Sie werden beim
Bergabgehen beansprucht.

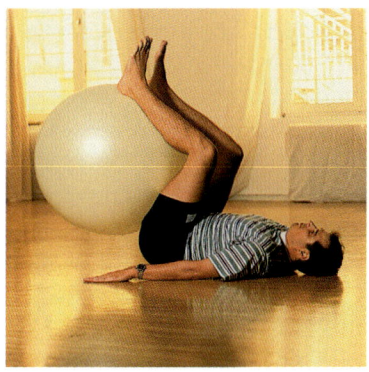

**Ball zwi-
schen Po
und Unter-
schenkel
klemmen.**

Power-Stretch: Muskelkräftigung mit dem Ball

Trotz Anstrengung ruhig weiter- atmen.

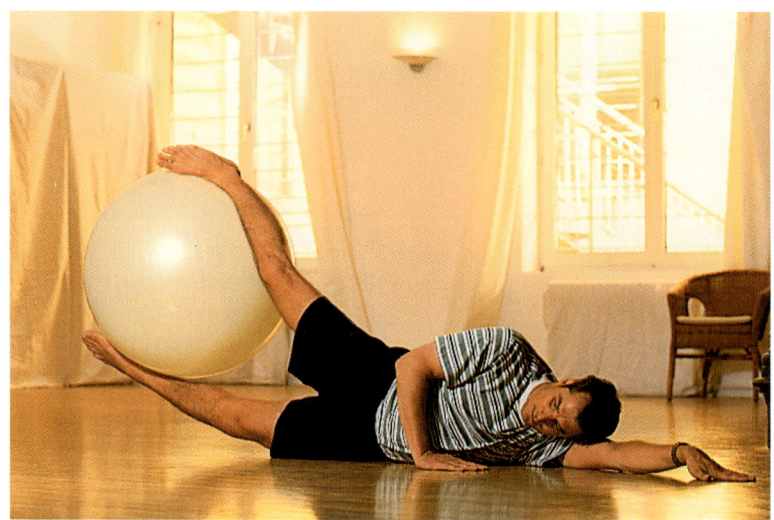

Schere

Jeder, der einmal einen Erste-Hilfe-Kurs gemacht hat, kennt die stabile Seitenlage: Sie liegen mit einer Körperseite »hoch-kant« auf dem Boden, mit dem freien Arm stützen Sie die Posi-tion am Boden ab. Nun nehmen Sie den Ball zwischen die Füße und versuchen, ihn ein Stück vom Boden abzuheben und kurze Zeit in der Luft zu halten. Nach kurzer Pause wiederholen Sie die Übung.

◗ Bei diesem Bewegungsablauf werden Sie sich sehr anstren-gen müssen. Versuchen Sie, den Atem dennoch weiter-hin ohne Stocken fließen zu lassen.

⚠ Stützen Sie sich mit dem oberen Arm am Boden ab, damit Sie die Seitenlage beibehalten können.

⑩ Auf jeder Seite 2 x 10mal abheben.

✦ Auf jeder Seite 2 x 20mal abheben.

So wirkt die Übung

Die »Schere« kräftigt die Beine und bewirkt gleich-zeitig eine Stabilisierung des Hüftgelenks. Diese komplexe Übung braucht Ihre volle Konzentration.

Dehnen für mehr Beweglichkeit

»Beweglichkeit ist das Geheimnis der Katze« – besser als mit dieser Aussage läßt sich der Wert von Beweglichkeit kaum ausdrücken. Mit Sicherheit wäre die Welt für den Menschen leichter erfahrbar, könnte er eine vergleichbar große Geschmeidigkeit erreichen und sie auch lebenslang erhalten. Dehnen bedeutet für die Muskulatur, (An-)Spannung aufzugeben. Im entspannten Zustand können sich die Blutgefäße ausdehnen, die Muskeln werden warm, elastisch und reich mit Nährstoffen versorgt. Auch Erwachsene können durch »Stretching«, also kontrolliertes, sanftes Dehnen ohne Nachwippen oder Federn, die Beweglichkeit ihrer Gelenke steigern und so der kindlichen Biegsamkeit wieder etwas näher kommen.

Stretching hält Gelenke beweglich

Eine Form von Bewegungsmeditation

Muskelentspannung hängt ganz eng mit ruhigem Atmen zusammen. Schnelles Atmen verbindet der Körper mit Streß, auf den er mit erhöhter Muskelanspannung reagiert. Dem können Sie entgegenwirken, indem Sie tief und regelmäßig atmen und Ihre Konzentration nach innen richten.

Die Muskulatur braucht Zeit, um einem Dehnungsreiz nachzugeben: Es dauert etwas, bis sich der Muskel unter Zug entspannt und dabei dehnt. Darum ist es notwendig, eine Position etwa 20 Sekunden lang zu halten. Dabei entsteht Wärme, die das Gewebe weich und dehnbar macht, wodurch sich die Dehnung noch steigern läßt. Die Folge: Eine erweiterte Dehnung läßt eine größere Gelenkbeweglichkeit zu. Und genau das ist der erwünschte Trainingseffekt.

Deshalb sollten Sie nie durch ein Stretching-Programm hasten, sondern sich dem Dehnvorgang bewußt hingeben. Die Intensität, also der Grad des Bewußtseins, bestimmt dann auch den Dehnungserfolg. Betrachten Sie das Dehnen als eine Form von Bewegungsmeditation, und genießen Sie es.

Sich Zeit nehmen und tief atmen

Den Rücken sanft dehnen

Bitte vor dem Dehnen lesen

Bitte beachten Sie folgende Grundsätze

1. Atmen Sie während des Dehnens ruhig, ohne den Atemfluß zu stoppen.
2. Begeben Sie sich langsam in die Dehnposition, und halten Sie diese, ohne zu federn oder zu wippen.
3. Halten Sie eine Position etwa 20 Sekunden lang.
4. Lassen Sie sich zum Dehnen viel Zeit.
5. Tragen Sie warme Kleidung, oder ziehen Sie etwas über, damit Ihnen nicht kühl wird.

Hängematte

Sie knien auf dem Boden, der Ball liegt vor Ihnen. Im Kniestand schieben die Hände den Ball weit nach vorn. Ihr Rumpf hängt nun in der Waagrechten zwischen Ball und Hüftgelenk durch. Halten Sie diese Position 20 Sekunden lang.

- Atmen Sie ruhig.
- Legen Sie bei Bedarf ein Kissen unter die Knie.
- ❷ Üben Sie 2mal.

Den Kopf nicht heben.

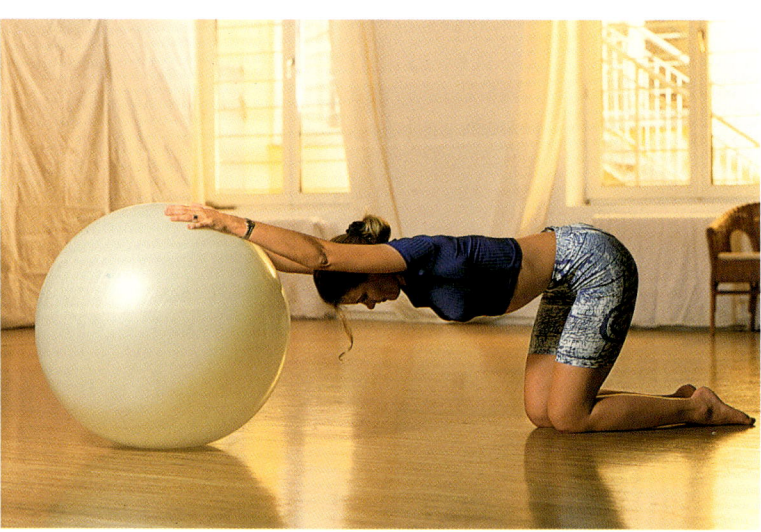

Wirbel für
Wirbel
abrollen.

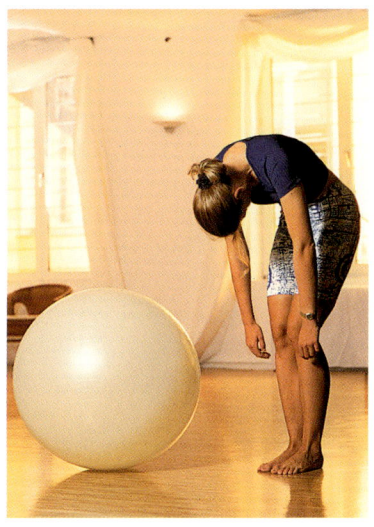

Entspannen Sie die Bauchmuskeln

Statue

Im Kniestand rollen Sie den Ball hinter den Rücken und legen beide Hände daran an. Drücken Sie nun das Becken bewußt nach vorn heraus. Verweilen Sie so für 20 Sekunden.

- 👄 Atmen Sie ruhig und gelassen.
- ⚠ Der Blick ist leicht nach oben gerichtet.
- ❷ Üben Sie 2mal.

**Das Becken
nach vorne
kippen.**

Rundrücken
(Dehnübung ohne Ball)

Bei leicht gebeugten Knien rollen Sie den Rumpf langsam nach unten ab. Kopf und Arme baumeln locker. Verweilen Sie in der tiefsten Position für 20 Sekunden. Dann kommen Sie Wirbel für Wirbel langsam wieder nach oben.

- 👄 Atmen Sie tief aus.
- ⚠ Die Beine sind gebeugt. Dehnen Sie bewußt den unteren Rücken.
- ❷ Wiederholen Sie 2mal.

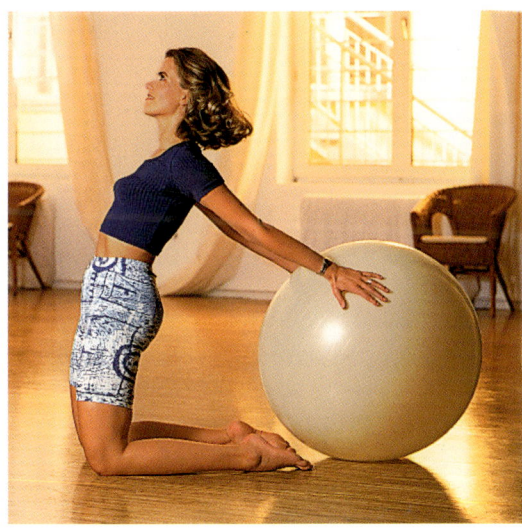

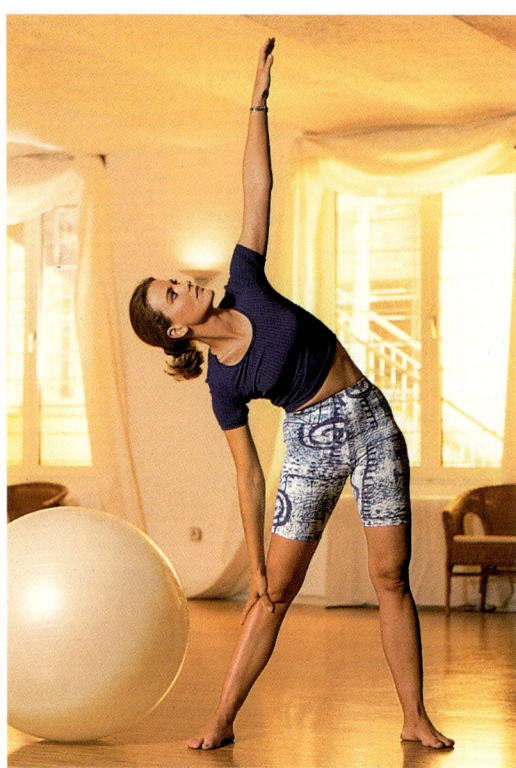

Die Armmuskeln dehnen

Winkel

Sie sitzen auf dem Ball und heben einen Arm abgewinkelt über den Kopf. Mit der Hand des anderen Armes fassen Sie den Ellbogen und drücken ihn sanft herunter. Halten Sie diese Position 20 Sekunden.

- Atmen Sie langsam und tief ein und aus.
- Drücken Sie nur leicht auf den Ellbogen, so daß sich die Muskeln entspannen können.
- ❷ Dehnen Sie auf jeder Seite 2mal.

Die Arme bilden eine Linie.

Dreieck
(Dehnübung ohne Ball)

Die Füße stehen schulterbreit, die Knie sind gestreckt. Beugen Sie sich seitwärts. Eine Hand stützt auf das Bein, der andere Arm ist senkrecht nach oben gerichtet. Halten Sie die Position 20 Sekunden lang.

- Atmen Sie tief.
- Zur oberen Hand blicken.
- ❷ Dehnen Sie auf jeder Seite 2mal.

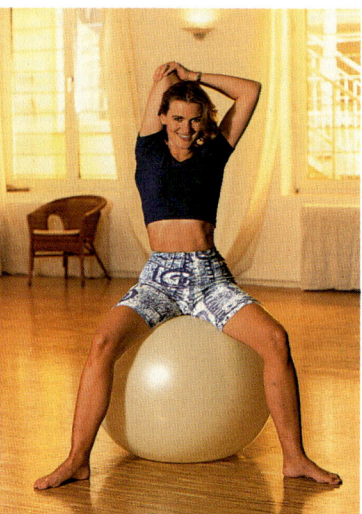

Sanfter Druck reicht aus.

»Stretchen« Sie Ihre Beine

Hand-Fuß-Stellung

Auf dem Ball sitzend, versuchen Sie, mit den Händen die Zehenspitzen zu erfassen. Bei möglichst gestreckten Beinen fassen Sie die Zehenspitzen 20 Sekunden lang.

- ⬭ Atmen Sie sehr bewußt.
- ⚠ Fassen Sie Knie oder Waden an, wenn Sie nicht bis zu den Zehenspitzen kommen.
- ❷ Üben Sie 2mal.

Nur die Fersen aufstellen.

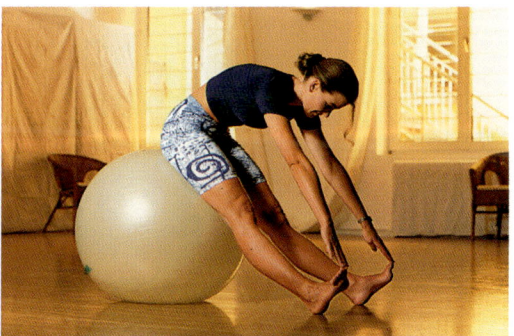

Storch
(Dehnübung ohne Ball)

Im Stand fassen Sie einen Fuß und ziehen ihn zum Gesäß heran. Entspannen Sie, und halten Sie ihn 20 Sekunden lang.

- ⬭ Atmen Sie gelöst.
- ⚠ Wenn Sie wackeln sollten, halten Sie sich an einer Wand oder einem Ball fest.
- ❷ Dehnen Sie jeden Oberschenkel 2mal.

Den Fuß sanft zum Po ziehen.

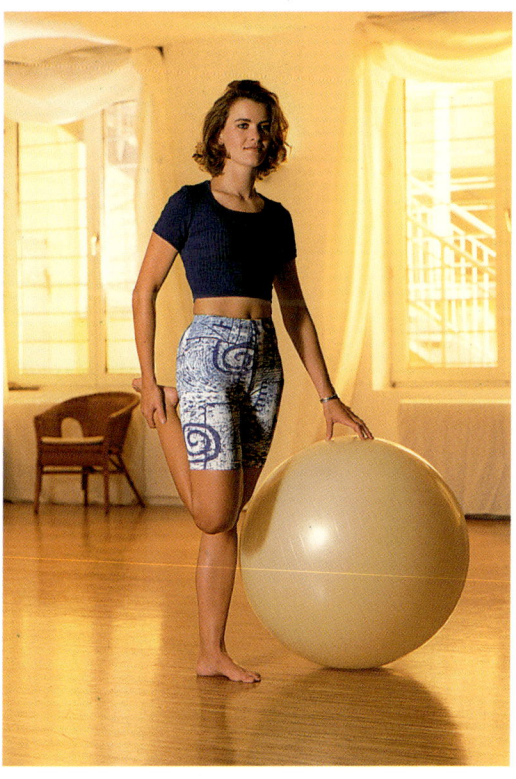

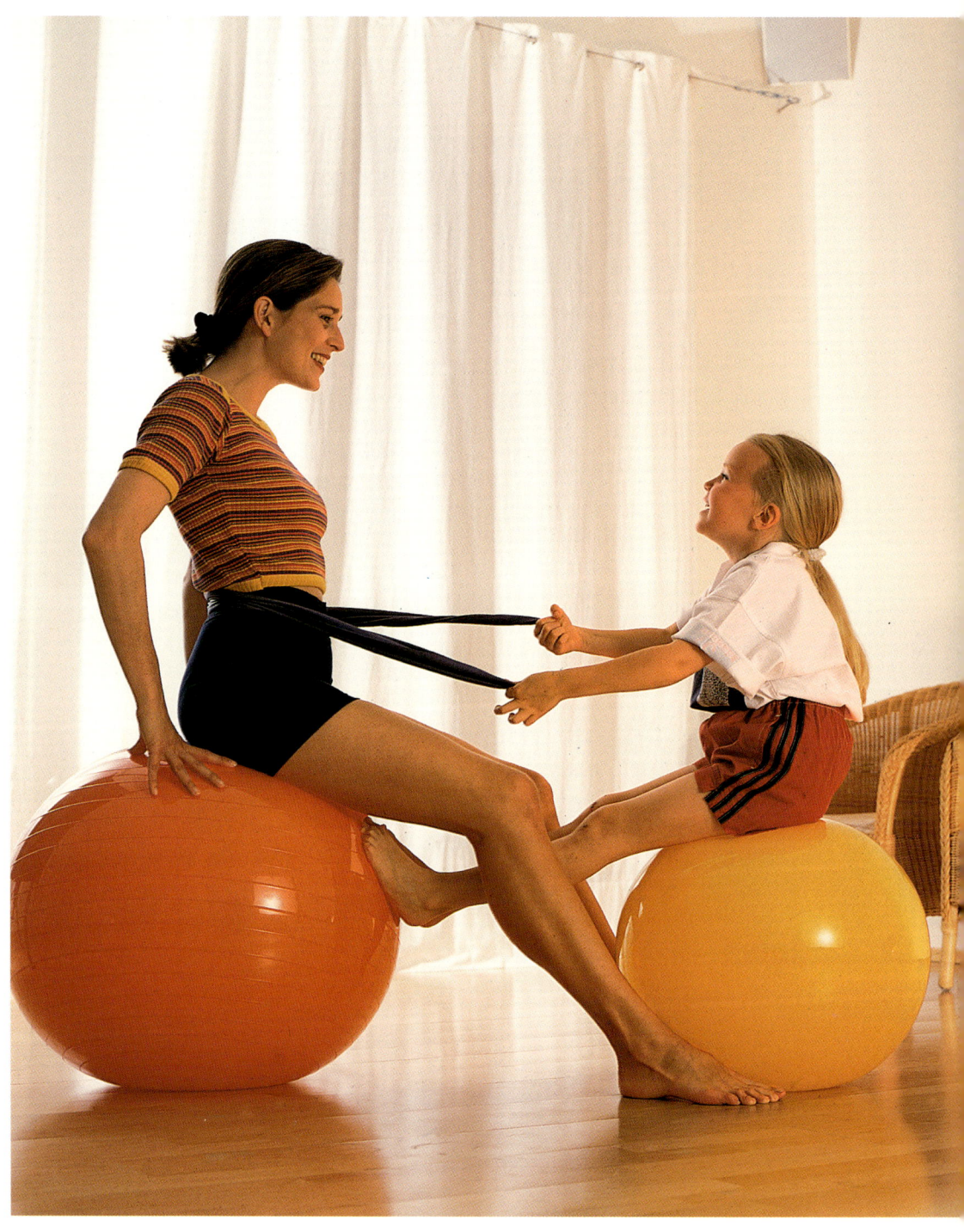

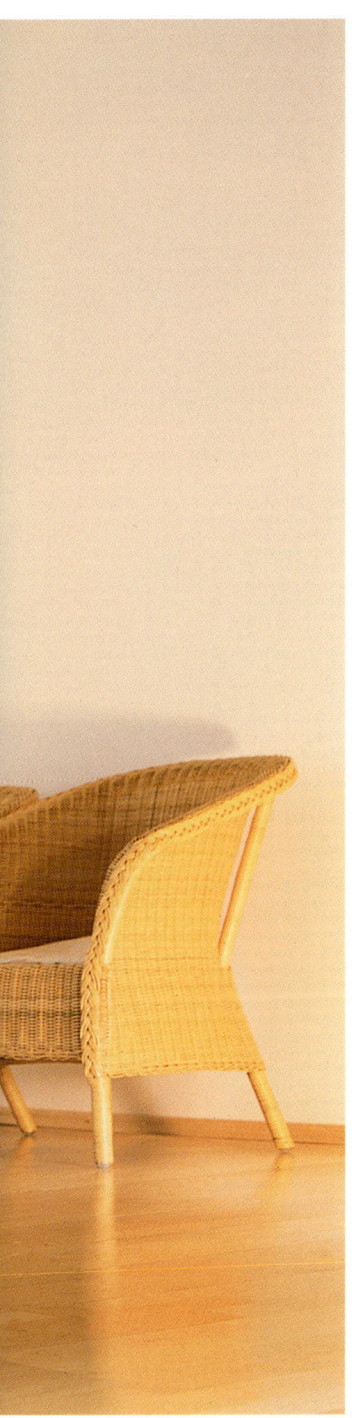

Ball und Band – ein gutes Team

Zu zweit macht das Training mit Physioball und Flexband noch viel mehr Spaß. Kinder mögen das Spiel mit einem bunten Ball und Band sehr. Mit Hilfe des Bandes kräftigen sie auf spielerische Art ihre Muskeln. Das fördert das Wachstum der Muskeln und festigt die Knochen. Eltern können ihren Kindern die Übungen zeigen und ihnen dann tatkräftig helfen. Planen Sie ein- oder noch besser zweimal pro Woche einen festen Termin ein, an dem Sie gemeinsam üben und sowohl Ihre Körper- als auch Lach-muskeln trainieren.

Sanfter Widerstand mit dem Flexband

Muskeln intensiv kräftigen

Das Flexband ist eine ideale Ergänzung zum Physioball, denn damit können Sie Ihre Muskeln besonders intensiv kräftigen. Zudem ist es ein besonderes Erlebnis, mit einem Gummiband zu trainieren, das einigen Widerstand leistet und trotzdem angenehm weich und elastisch ist.

Offenes und geschlossenes Flexband

Sie müssen zu Anfang nicht einmal ein teures Band im Fachhandel kaufen. Ein Stück Gummilitze von zwei Meter Länge und fünf Zentimeter Breite erfüllt den gleichen Zweck.

Wenn Sie sich aber ein Flexband kaufen, lesen Sie bitte vorher die Hinweise im Kapitel »So finden Sie das passende Flexband« auf Seite 11, und lassen Sie sich im Sportgeschäft beraten. Wenn Ihnen das ständige Auf- und Zuknoten zu mühsam ist, können Sie sich ein offenes und ein geschlossenes Band kaufen. Einige Hersteller liefern auch einen Clip zum Verschließen mit, wodurch das lästige Aufknoten wegfällt.

Clip zum schnellen Verschließen

Bitte beachten Sie

Wenn es darum geht, an den Enden des Bandes zu ziehen, sollten Sie diese einmal um die Handflächen oder einige Finger wickeln, so kann Ihnen das Band nicht ausrutschen. Reißen Sie nicht am Band, und lassen Sie es nicht zurückschnellen! Dehnen Sie es langsam, und lassen Sie es auch langsam wieder zurückkommen. Das allmähliche Aufbauen des Widerstands macht das Üben effektiver, da Sie dann nicht mit Schwung, sondern mit Muskelkraft arbeiten. Und eben diese wollen Sie ja steigern.

Für einen kräftigen Rücken

Diagonale mit Band

Sie sitzen auf dem Physioball. Fassen Sie das Band hinter dem Rücken an den Enden und wickeln Sie diese einmal um die Finger. Dabei befindet sich eine Hand hoch über der Schulter, die andere seitlich neben der Hüfte. Dehnen Sie das Band in der Diagonalen. Wenn Sie wollen, wippen Sie dazu rhythmisch auf dem Ball.

- Atmen Sie beim Dehnen immer aus. Wenn Sie laut mitzählen, geschieht das automatisch.
- Halten Sie den Rücken gerade.
- **10** Dehnen Sie 2 x 10mal in jede Richtung.
- **★** Dehnen Sie 2 x 20mal in jede Richtung.

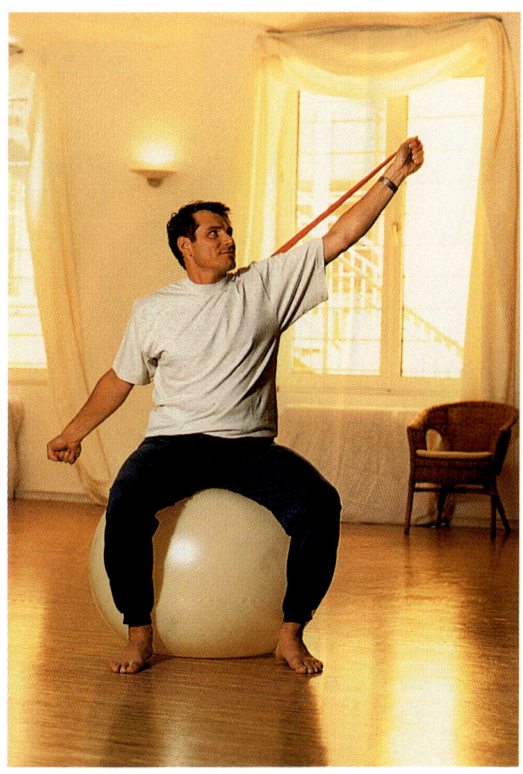

So wirkt die Übung

Die »Diagonale mit Band« kräftigt die Muskulatur des oberen Rückens und die der Arme. Auch wenn die Übung relativ einfach aussieht, werden Sie schnell merken, daß sie sehr anstrengend ist. Der Rücken ist nämlich häufig vernachlässigt, schon allein deshalb, weil wir ihn im Spiegel nicht sehen.

Mitzählen erleichtert das Atmen.

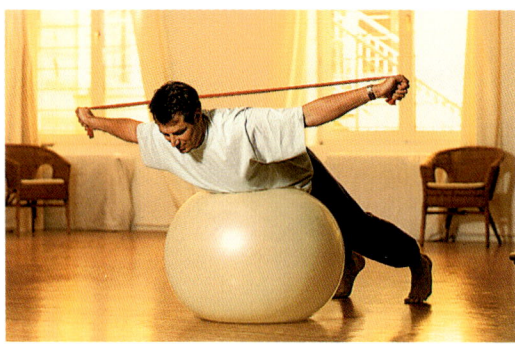

Kraulschwimmer

Sie liegen in Bauchlage auf dem Ball, Hände und Füße stützen sich am Boden auf. Das Band ist dabei schulterbreit gefaßt. Mit einer Hand ziehen Sie an dem Band und dehnen es seitlich nach außen und oben.

👄 Atmen Sie ruhig weiter.

⚠ Der Kopf verlängert die Wirbelsäule.

🔟 Ziehen Sie mit jedem Arm 2 x 10mal.

Achtung, den Kopf nicht anheben!

Recken

Legen Sie sich auf den Ball in Bauchlage. Um diese Position zu stabilisieren, müssen die Fußballen etwas mehr als schulterbreit fest am Boden stehen. Jetzt dehnen Sie das Band, das Sie an den Enden einmal um die Finger gewickelt haben, hinter dem Kopf.

👄 Summen oder zählen Sie laut mit, damit Sie beim Dehnen ausatmen.

⚠ Richten Sie den Blick auf den Boden, sonst verspannen Sie den Nacken.

🔟 Üben Sie 2 x 10mal, dazwischen machen Sie eine kurze Pause.

✳ 2 x 20mal üben.

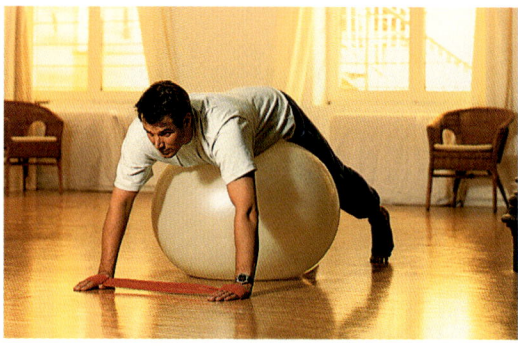

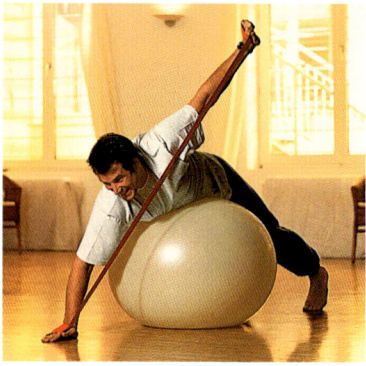

Beim Dehnen ausatmen.

So wirkt die Übung

Sie kräftigt die Rücken- und Armmuskeln und fördert Ihre Koordination.

Brücke

Begeben Sie sich in die Stufenlage. Fassen Sie das Band kurz,
und legen Sie es über die Hüften. Halten Sie die Bandenden
mit den Händen am Boden fest.
Heben Sie das Becken gegen
den Widerstand des Bandes
vom Boden ab, bis sich der
Rumpf streckt. Dann senken Sie
das Gesäß langsam wieder ab.

- Atmen Sie fließend weiter.
- Balancieren Sie das
  Wackeln des Balles mit
  dem Rumpf aus.
- ⑩ Wiederholen Sie 2 x 10mal,
  legen Sie dazwischen eine
  kurze Pause ein.
- Wiederholen Sie 2 x 20mal.

So wirkt die Übung

Die »Brücke« kräftigt die
Rücken- und Gesäßmusku-
latur. Um einen straffen Po
zu erhalten, spannen Sie
Ihre Gesäßmuskulatur be-
wußt und sehr intensiv an.

Das Band
über die
Hüfte
legen, ...

... und die
Hüfte lang-
sam heben
und senken.

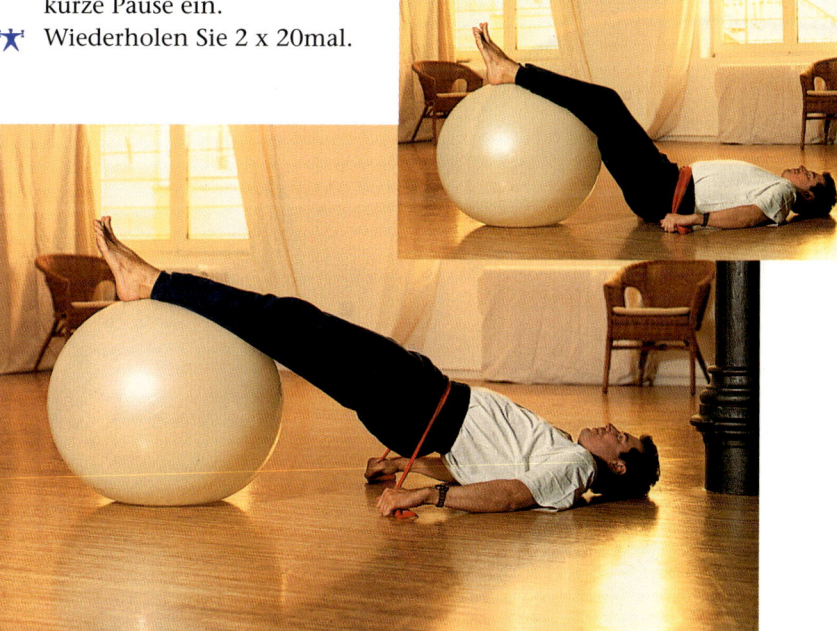

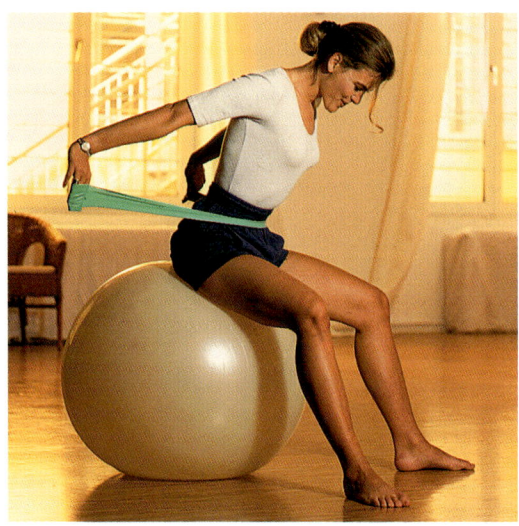

Liegestütz mit Band

Legen Sie sich das Band um den Rücken, und führen Sie es unter den Achseln nach vorn. Legen Sie sich damit über den Ball, indem Sie das Band gut fest- halten und vor dem Ball in die Hocke gehen. Stoßen Sie sich ab, und rollen Sie mit Schwung nach vorne über den Ball. Fixie- ren Sie das Band mit den Hän- den fest am Boden. Beugen und strecken Sie die Arme, gehen Sie so tief wie möglich.

Bauch- muskeln fest anspannen.

Das macht Bauch- muskeln straff

Rückzug

Mit angewinkelten Ellbogen legen Sie das Band um den Bauch. Ziehen Sie es nach hin- ten lang, indem Sie die Ellbo- gen strecken. Rücken aufrich- ten, Bauchmuskeln anspannen.

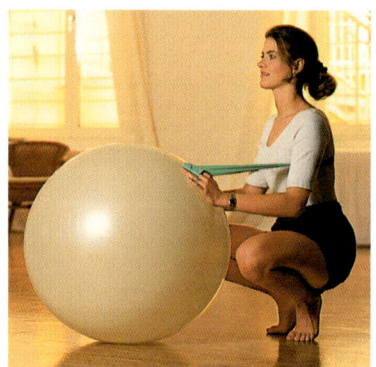

Das Band gut um die Finger wickeln.

- 👄 Beim Dehnen ausatmen.
- 🔺 Das Band gerade ziehen.
- ⑩ Dehnen Sie 2 x 10mal.
- ✈ Dehnen Sie 2 x 20mal.

So wirkt die Übung
Der Rückzug kräftigt Bauch- und Armmuskeln.

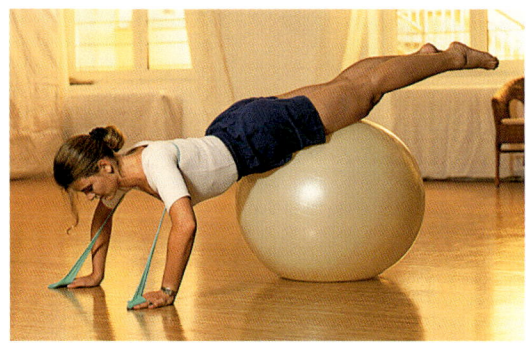

- ⬭ Konzentrieren Sie sich darauf, beim Tiefgehen auszuatmen.
- ⚠ Halten Sie den Rücken gestreckt, dadurch wird die Übung sehr wirkungsvoll.
- ⑩ Für Anfänger genügen 2 x 10 Liegestütze.
- ✴ Fortgeschrittene trainieren 2 x 20mal.

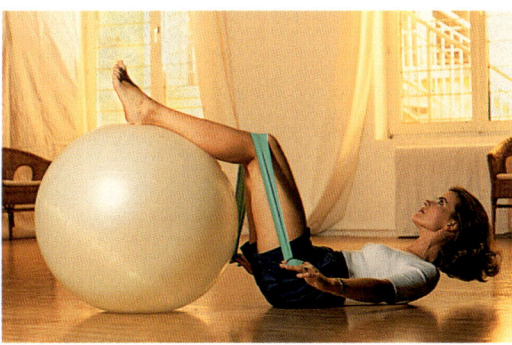

So wirkt die Übung

Der »Liegestütz mit Band« kräftigt Arm-, Schulter- und Rumpfmuskulatur. Spannen Sie das Band dabei aber nicht zu sehr, sonst schmerzt es Sie unter den Achseln.

Trainingstip

Diese Übung wird um so intensiver, je länger der Abstand zwischen Armen und Auflagefläche der Beine ist. Denn das »Prinzip der Hebelwirkung« besagt: Je länger der Lastarm, desto größer muß die aufgewendete Kraft sein.

Zugbrücke

Sie befinden sich in der Stufenlage. Legen Sie das Flexband über die Knie. Heben Sie Kopf und Schultern vom Boden ab, und dehnen Sie dabei das Band nach unten bis zum Boden.

Das Kinn nicht nach unten drücken.

- ⬭ Atmen Sie fließend weiter.
- ⚠ Sie brauchen den Rumpf nur so weit anzuheben, bis die Schulterblätter den Boden verlassen.
- ⑩ Wiederholen Sie 2 x 10mal, legen Sie dazwischen eine kurze Pause ein.
- ✴ Wiederholen Sie 2 x 20mal.

So wirkt die Übung

Sie kräftigt die geraden Bauchmuskeln. Man trainiert sie gern aus ästhetischen Gründen – stark ausgeprägt zeigen sie sich als »Waschbrettbauch«.

Sanfter Widerstand mit dem Flexband

Das Band langsam und bewußt dehnen.

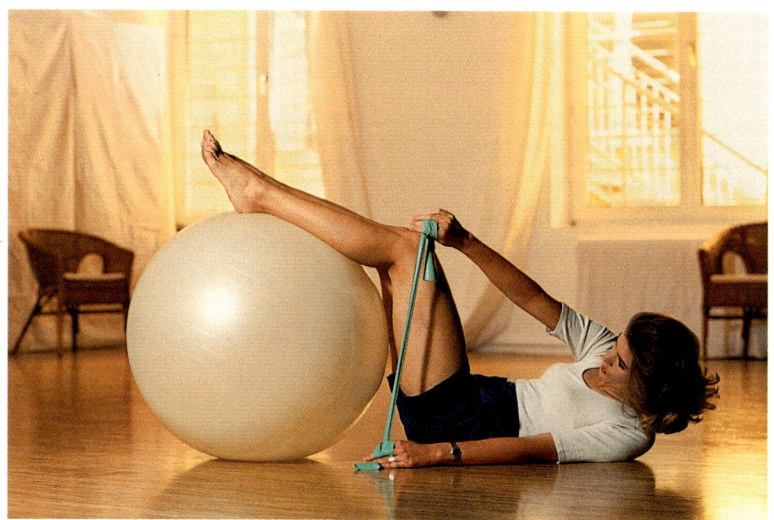

Schwert ziehen

In der Stufenlage halten Sie das Band mit einer Hand seitlich neben dem Po fest. Rollen Sie mit Kopf und Schultern vom Boden hoch, und dehnen Sie das Band mit der zweiten Hand parallel zum Oberschenkel so, als ob Sie ein Schwert ziehen. Legen Sie den Oberkörper immer wieder langsam ab.

- Summen oder zählen Sie laut mit. So fließt der Atem automatisch weiter.
- Drücken Sie das Kinn nicht auf die Brust, damit die Atmung nicht behindert wird.

- ❿ Wiederholen Sie auf jeder Seite 2 x 10mal, legen Sie dazwischen eine kurze Pause ein.
- Wiederholen Sie auf jeder Seite 2 x 20mal.

So wirkt die Übung

Sie kräftigt die schräg- und die querliegenden Bauchmuskeln.

Bitte beachten Sie

Nur so weit hochrollen, bis sich das jeweilige Schulterblatt vom Boden entfernt hat. Damit vermeiden Sie starke Druckbelastungen im Lendenbereich.

Übungen für feste Oberarme

Expander vor der Brust

Aufrecht auf dem Ball sitzend, öffnen und schließen Sie die Arme mit dem einfach oder doppelt gelegten Band vor der Brust. Sie können auch rhythmisch auf dem Ball mitwippen.

- ⬭ Beim Dehnen ausatmen.
- ⚠ Halten Sie den Rücken aufrecht.
- ⑩ Dehnen Sie 2 x 10mal.
- ✴ Dehnen Sie 2 x 20mal.

Unbedingt aufrecht sitzen.

So wirkt die Übung

Sie kräftigt die Brust- und Oberarmmuskulatur.

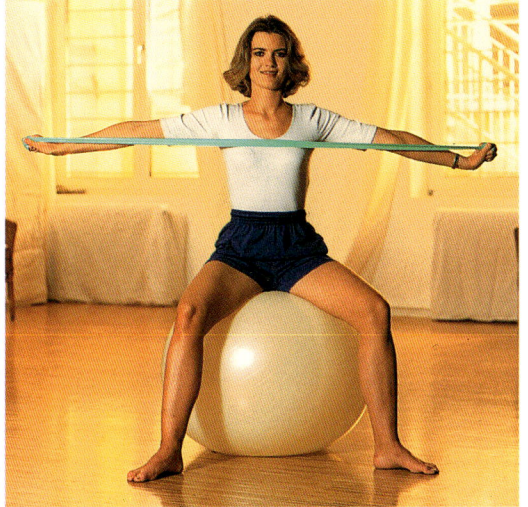

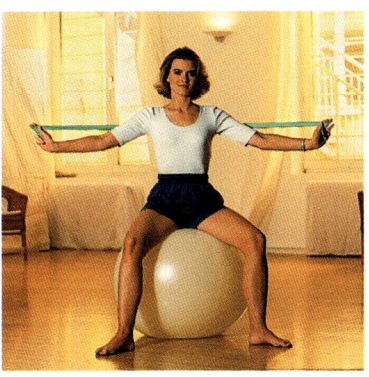

Den Kopf aufrecht halten.

Expander hinter dem Rücken

Nehmen Sie das Band mit gestreckten Armen über den Kopf, und dehnen Sie es im aufrechten Sitz hinter dem Rücken. Dazu können Sie auf dem Ball rhythmisch mitwippen.

- ⬭ Atmen Sie immer dann aus, wenn Sie das Band dehnen.
- ⚠ Halten Sie Rücken und Kopf gerade, damit Sie entspannt atmen können.
- ⑩ Dehnen Sie 2 x 10mal.
- ✴ Dehnen Sie 2 x 20mal.

So wirkt die Übung

Sie kräftigt die Schulter- und Oberarmmuskulatur. Übrigens ist statistisch erwiesen, daß ein gekräftigter Rumpf bei Frauen das Selbstbewußtsein stärkt!

Bandenden fest um die Finger wickeln!

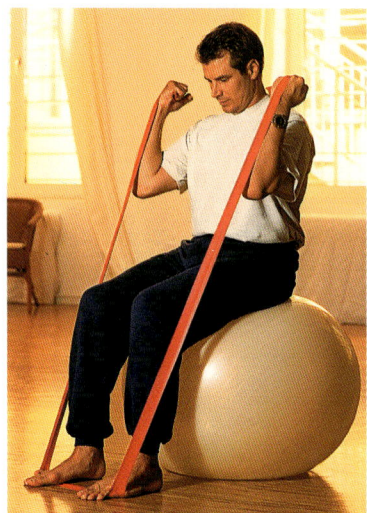

Pumpe

Sie sitzen auf dem Ball und stellen die Füße auf das Band. Halten Sie die Bandenden gut fest. Beugen und strecken Sie die Arme nun gleichzeitig aus den Ellbogen heraus.

- 👄 Atmen Sie beim Dehnen des Bandes aus.
- ⚠ Halten Sie den Rücken aufrecht, sonst ist die Übung weniger effektiv.
- ⑩ Dehnen Sie 2 x 10mal.
- ✶ Dehnen Sie 4 x 20mal.

So wirkt die Übung

Die »Pumpe« kräftigt die Oberarmmuskulatur.

Überzug

Schlingen Sie das offene Flexband unterhalb des Balles durch. Legen Sie sich dann in sicherer Bauchlage auf den Ball, die Füße stablisieren die Position am Boden. Ziehen Sie am Band, indem Sie die Arme vom Ellbogen aus nach hinten strecken und wieder beugen.

- 👄 Atmen Sie trotz der Anstrengung ruhig weiter.
- ⚠ Prüfen Sie vor dem Dehnen zuerst, ob das Band unter dem Ball auch hält.
- ⑩ Ziehen Sie 2 x 10mal am Band.
- ✶ Ziehen Sie 2 x 20mal.

So wirkt die Übung

Sie kräftigt die Arm-, Schulter- und Rumpfmuskulatur. Ist sie zu schwach, bekommt man einen Muskelkater.

Kopf gerade halten, nicht anheben.

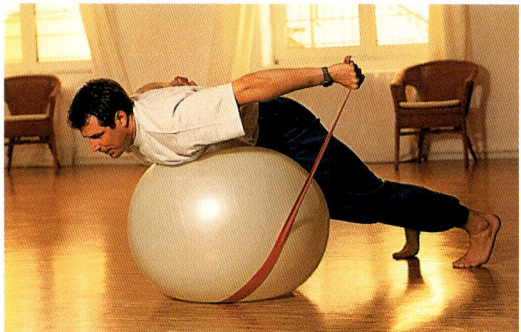

Bringen Sie Ihre Beine in Form

Pendel

In Sitzposition legen Sie das geschlossene Band um die Fußgelenke. Heben Sie ein Bein vom Boden ab, führen es nach außen und wieder zurück. Arbeiten Sie nur mit jeweils einem Bein.

- 👄 Atmen Sie ruhig weiter.
- ⚠ Mit den Händen abstützen.
- ⑩ Ziehen Sie mit jedem Bein 2 x 10mal am Band.
- ✳ Ziehen Sie 2 x 20mal.

So wirkt die Übung
Sie kräftigt die Ober- und Unterschenkelmuskeln.

Die Hände stabilisieren den Ball.

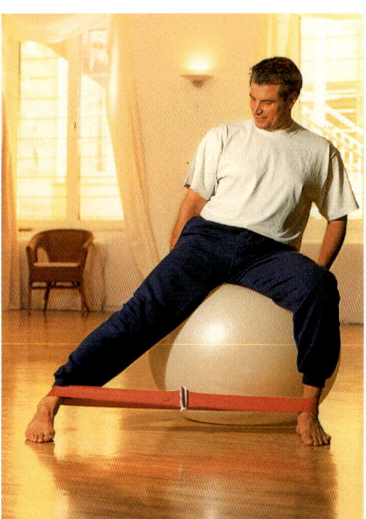

Riemen spannen

In Sitzposition legen Sie das Band um einen Fuß. Rollen Sie dann am Ball entlang nach unten, bis der Rücken als Auflage dient. Halten Sie das Bein mit dem Band waagrecht nach vorn. Nun beugen und strecken Sie dieses Spielbein.

- 👄 Achten Sie darauf, regelmäßig zu atmen.
- ⚠ Suchen Sie mit dem Standbein eine sichere Position auf dem Boden.
- ⑩ Strecken Sie jedes Bein 2 x 10mal.
- ✳ Strecken Sie jedes Bein 2 x 20mal.

So wirkt die Übung
Sie kräftigt die Muskeln des Standbeins, verbessert die Koordination der Gliedmaßen.

Auf sicheren Stand achten.

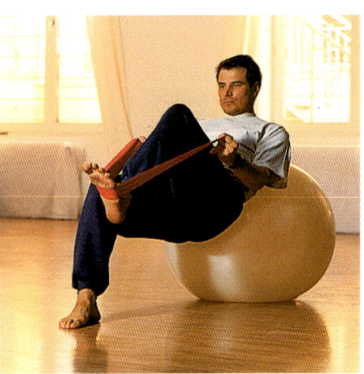

Sanfter Widerstand mit dem Flexband

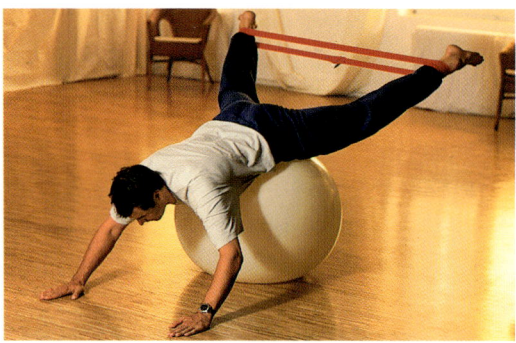

Haken

Legen Sie sich mit dem Bauch
auf den Ball und das geschlossene Band in Kniehöhe um ein
Bein. Der andere Fuß faßt die
Schlaufe. Gegen den Widerstand des Bandes das Bein nach
oben strecken und beugen.

- 👄 Regelmäßig weiteratmen.
- ⚠ Der Kopf bleibt in Verlänge-
  rung der Wirbelsäule mit
  Blick zu Boden.
- 🔟 Wiederholen Sie mit jedem
  Bein 2 x 10mal.
- ✶ Wiederholen Sie 2 x 20mal.

Zuerst das Band fixie-ren, dann in Bauchlage rollen.

Gleichspannung

Legen Sie das geschlossene
Band um beide Fußgelenke,
und begeben Sie sich in waag-
rechter Bauchlage auf den
Ball. Grätschen und schließen
Sie die Beine.

- 👄 Atmen Sie bewußt weiter.
- ⚠ Stabilisieren Sie den Ball
  mit Hilfe der schulterbreit
  gestellten Arme.
- 🔟 Grätschen Sie 2 x 10mal, in
  der Pause rollen Sie zurück.
- ✶ Grätschen Sie 2 x 20mal.

So wirkt die Übung

Sie kräftigt Gesäß-, Rücken-
und Oberschenkelmuskeln.

So wirkt die Übung

Sie kräftigt Gesäß-, Rücken-
und Beinmuskulatur.

Den Blick zu Boden richten.

Trainingstip

Richten Sie den Blick zu Boden, damit
die Nackenmuskulatur nicht verspannt.

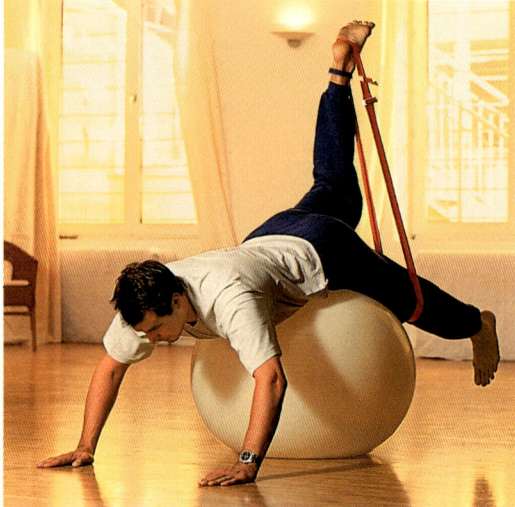

Beweglich bleiben mit dem Flexband

Das Flexband können Sie auch zur Muskeldehnung einsetzen. Beim Dehnen entspannen sowohl Körper als auch Geist. Widmen Sie dem Dehnen deshalb ausreichend Zeit, und schenken Sie ihm gebührend Beachtung.

Körper, Geist und Seele entspannen

Für einen beweglichen Rücken

Paket (ohne Ball)

In Rückenlage legen Sie das offene, doppelt gelegte Band um Ihre Knie. Ziehen Sie diese damit 20 Sekunden eng heran.

Ihre Gelenkigkeit bestimmt den Zug.

- 👄 Atmen Sie ruhig.
- 🔺 Der Kopf liegt am Boden.
- ❷ Wiederholen Sie 2mal.

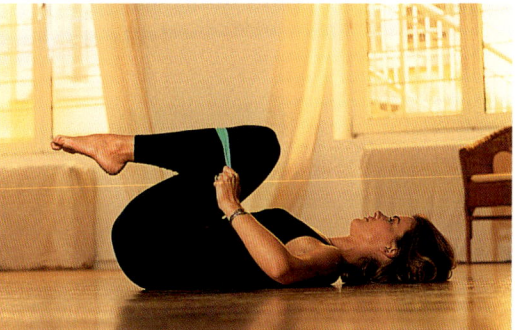

Die Bauchmuskeln entspannen

Rotor

Sie sitzen auf dem Ball und halten das Band doppelt gefaßt über dem Kopf. Beschreiben Sie mit gestreckten Armen über dem Kopf einen kleinen Kreis.

- 👄 Atmen Sie tief.
- 🔺 Strecken Sie den Rumpf nach oben, lassen Sie den Kreis ziemlich klein.
- ❿ Kreisen Sie 10mal in jede Richtung.

Keinen zu großen Kreis beschreiben.

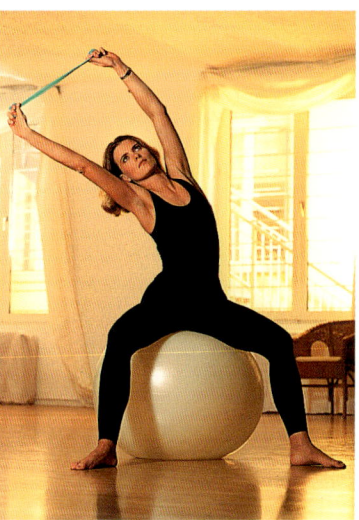

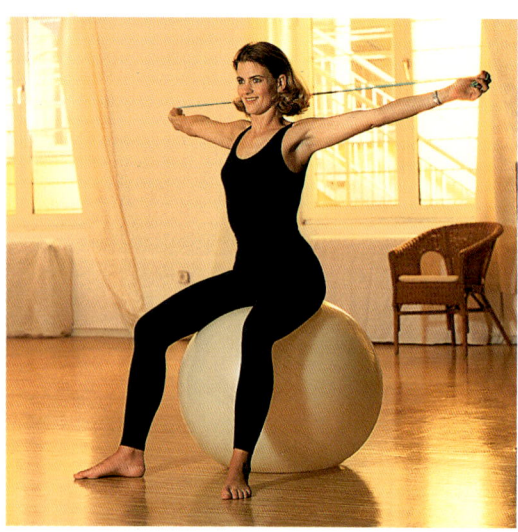

Langsam und bewußt üben.

Beine und Band – ein gutes Team

Schlinge (ohne Ball)

Sie liegen mit dem Rücken auf dem Boden. Bringen Sie einen Fuß in die Bandschlinge, und ziehen Sie das angewinkelte Bein zu sich heran. Halten Sie die Position 20 Sekunden lang.

- Atmen Sie bewußt.
- Dehnen Sie sanft, damit sich die Muskeln entspannen.
- ❷ Dehnen Sie jedes Bein 2mal.

Blick nach oben richten und entspannt atmen.

Den Armen etwas Gutes tun

Rad

Fassen Sie das Band schulterbreit über dem Kopf – oder kürzer, wenn Sie sehr beweglich sind –, und führen Sie es langsam hinter dem Rücken nach unten und wieder zurück nach oben.

- Atmen Sie tief ein und aus.
- Führen Sie langsame Bewegungen aus, um Zerrungen zu vermeiden.
- ❿ Bewegen Sie die Arme 10mal nach unten und oben.

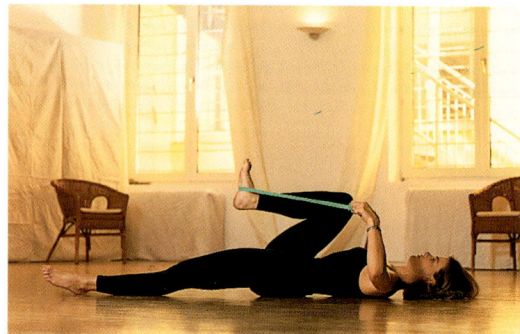

Relax – Übungen zum Entspannen

Entspannung zeigt auch körperliche Symptome

Unter Entspannung verstehen viele Menschen Tätigkeiten wie Fernsehen, Lesen oder Ausgehen. Im Gegensatz zu diesen aktiven Ablenkungen gibt es eine tiefgehende, körperliche Entspannung, einen völligen Ruhezustand, bei dem folgende Reaktionen auftreten: langsame Atmung, lockere Muskulatur mit Schwereempfinden und Wärmegefühl, vermehrte Speichelproduktion und erhöhte Darmtätigkeit, die oft sogar hörbar ist.

Sich vom Alltag bewußt erholen

Vor allem für Menschen, die sich fortlaufend getrieben fühlen oder ängstlich sind und darunter auch körperlich leiden, lohnt es sich, eine solche Ruhe bewußt herbeizuführen, da sie dabei geistig und physisch regenerieren. Wenn sie sich entspannen, verringert sich ihre Aufmerksamkeit für Außenreize, die Konzentration ist nach innen gerichtet – sie tauchen dann in eine veränderte, gelöste Bewußtseinsebene ein. Im Alltag strömen ständig vielfältige Reize auf uns ein, die uns zum Handeln auffordern und bewirken, daß die Muskeln sich verspannen, was den Körper wiederum viel Energie kostet. Für viele setzt sich die Anspannung noch bis in den Schlaf hinein fort – typische Anzeichen sind zusammengepreßte Kiefer, Zähneknirschen oder hochgezogene Brauen. Wer die Kunst der Entspannung beherrscht, besitzt den Schlüssel zu Gesundheit und Lebenskraft: Wenn man entspannt, klären sich die Gedanken, und positive Gefühle treten auf. Sicher haben auch Sie den Zusammenhang von entspannter Muskulatur und Wohlbehagen nach einem Saunabesuch oder einer Massage schon deutlich verspürt.

In diesem Kapitel lernen Sie bestimmte Körperhaltungen kennen, die Ihnen helfen, eine Entspannung bewußt einzuleiten und die Ruhephase verstärkt zu erleben.

Schlüssel zu Gesundheit und Lebenskraft

Halten Sie sich bitte an folgende Punkte:

1. Entspannen Sie an einem Ort, an dem Sie möglichst ungestört sind. Achten Sie auch darauf, daß der Raum warm genug ist, so daß Sie nicht frieren. Ziehen Sie, wenn nötig, dicke Socken an, und legen Sie sich auf eine Decke.

2. Suchen Sie sich eine der vorgeschlagenen Körperhaltungen aus. Beachten Sie, daß es Ihnen möglich sein muß, in dieser Position einige Zeit zu ruhen.

3. Lenken Sie Ihre Aufmerksamkeit bewußt weg vom Alltäglichen hin zu sich selbst. Nutzen Sie dafür Ihren Atem: Atmen Sie konzentriert ein und aus. Verfolgen Sie genau, was der Atem in Ihrem Körper bewegt und bewirkt. Wenn Gedanken Sie ablenken, dann versuchen Sie, sich wieder auf Ihren Atem zu konzentrieren.

Entspannen Sie bewußt und mit Muße

4. Lokalisieren Sie verspannte Muskeln, und lösen Sie Anspannungen auf, indem Sie Ihre Aufmerksamkeit auf die verspannte Stelle richten und bewußt dort hinatmen.

5. Verweilen Sie ruhig in der Entspannungslage. Nach einer Weile werden Sie spüren, daß Gedanken kommen und gehen, Sie sich auf einen mentalen Spaziergang begeben.

6. Genaue zeitliche Angaben zur Übungsdauer erscheinen nicht sehr sinnvoll, da jeder Mensch unterschiedlich reagiert. Generell gilt jedoch: Sie sollten sich mindestens zehn Minuten Zeit zum Relaxen nehmen. Es müssen also nicht immer lange Entspannungsphasen sein. Bauen Sie auch kleine, kreative Pausen, in denen Sie nur für sich da sind, in Ihren Tagesablauf ein.

7. Bedenken Sie auch: Entspannung ist nichts, was Sie aktiv tun. Es ist der Zustand, der entsteht, wenn Sie aufhören, etwas zu tun.

Total »relaxed«

Totenstellung (ohne Ball)

Die Totenstellung ist die klassische Übungshaltung zum Entspannen. Wenn Sie entsprechend liegen, können die Gedanken besonders gut »wandern« oder ruhen.

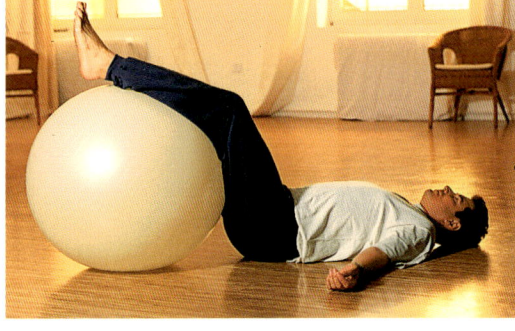

Die Handinnenflächen zeigen nach oben.

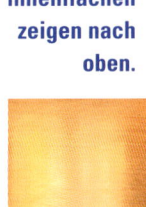

- Atmen Sie ruhig in den Bauch ein und aus, so daß sich die Bauchdecke rhythmisch hebt und senkt.
- Die Hände liegen locker neben dem Körper.

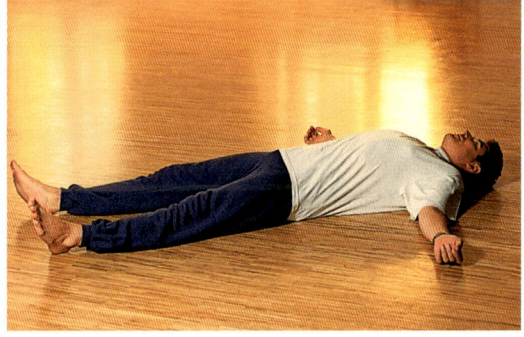

Stufenlage

Ideal bei Rückenbeschwerden.

Für Menschen mit Rückenbeschwerden ist die Stufenlage zu empfehlen. Aus der Rückenlage heraus legen Sie die Unterschenkel auf den Ball. Die Arme ruhen neben Ihrem Körper, die Handflächen sind nach oben gerichtet.

- Atmen Sie ruhig ein und aus.
- Damit Ihnen der Ball nicht wegrollt, öffnen Sie leicht Ihre Knie so, als ob Sie O-Beine hätten.

Relax – Übungen zum Entspannen

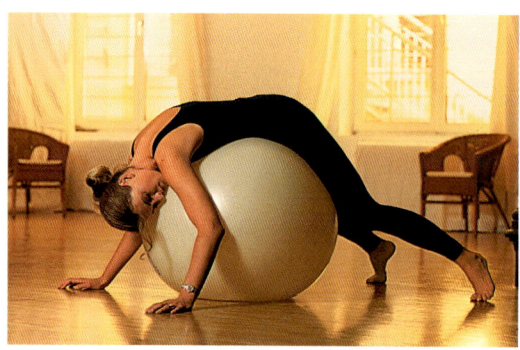
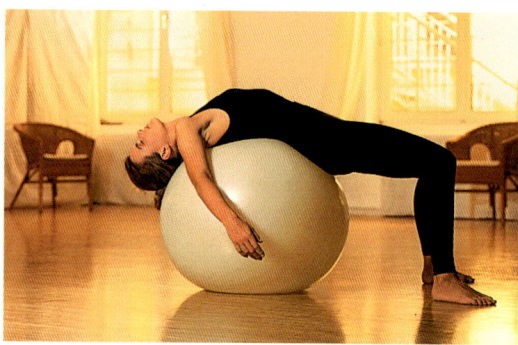

Arme und Beine stabilisieren sanft.

Käfer

Diese Haltung eignet sich besser für kürzere Entspannungsphasen. Legen Sie sich mit dem Bauch auf den Ball, und lassen Sie sich einfach darüber hängen. Spüren Sie, wie der Ball Ihren Körper sanft bewegt.

- 👄 Atmen Sie ruhig ein und aus.
- ⚠ Die Position empfindet nicht jeder als angenehm. Wenn Sie das Gefühl haben, zu wenig Luft zu bekommen, wechseln Sie zu einer anderen Haltung.

Bogen

Der Bogen dient ausschließlich der Kurzentspannung. Legen Sie sich rücklings auf den Ball, und stabilisieren Sie die Position mit den Füßen am Boden. Die Arme hängen seitlich herunter.

Bei Schwindelgefühl sofort abbrechen.

Bitte beachten Sie

Es kann vorkommen, daß es Ihnen in der Rückenlage auf dem Ball schwindelig wird. Brechen Sie die Übung dann bitte sofort ab!

Bewegtes Sitzen am Arbeitsplatz

Wer kennt es nicht: Nach einem langen Tag am Schreibtisch schmerzt der Rücken, man ist verspannt und fühlt sich erledigt. Langes Sitzen auf Stühlen ist aus zwei Gründen ungesund:

- Die »Ernährung« der Bandscheiben ist unzureichend.
- Die Bandscheiben werden extrem beansprucht.

Die »Ernährung« der Bandscheiben wird durch Sitzen eingeschränkt und allein durch Bewegung gefördert. Beim Gehen beispielsweise findet ein rhythmischer Wechsel von Druck und Entlastung der Wirbelsäule statt. Dabei passiert folgendes: Bei Belastung der Wirbelsäule werden Stoffwechselschlacken aus den Bandscheiben herausgepreßt, bei Entlastung neue Nährsubstanzen aus der umliegenden Körperflüssigkeit eingeschleust. Diesen »Pump-Saug-Mechanismus« veranschaulicht ein Schwamm, den man ins Wasser hält: Drückt man darauf, kommt Wasser heraus; läßt man los, saugt er sich voll. Die starke Beanspruchung der Bandscheiben im Sitzen hat folgenden Hintergrund:

Bewegung ist lebenswichtig für Bandscheiben

Im Sitzen ist die Wirbelsäule halbrund, im Stehen dagegen leicht geschwungen. Ihre Form entspricht einem großen »S«, das bei Belastung wie eine Spiralfeder nachgibt und Erschütterungen abfängt. Diese wichtige Funktion verliert die Wirbelsäule im Sitzen, was sich nachteilig auf die Bandscheiben auswirkt.

Im Sitzen federt die Wirbelsäule nicht nach

Sitzen mit rundem und geradem Rücken

In Fachbüchern wird die korrekte Sitzhaltung bis ins Detail beschrieben. Dabei werden »gesundes Sitzen mit geradem Rücken« und »ungesundes Sitzen mit rundem Rücken« häufig gegenübergestellt.

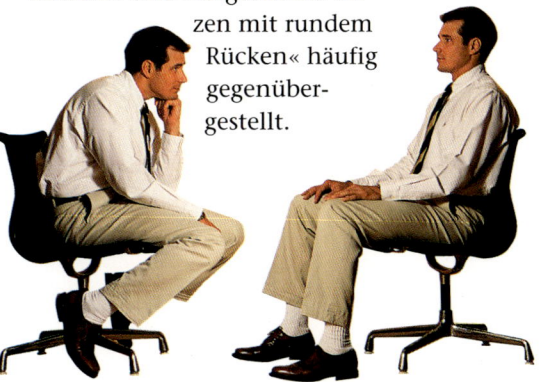

»Gefesseltes« Sitzen

Haben Sie schon versucht, die richtige Sitzposition, also das Sitzen mit geradem Rücken, über längere Zeit zu halten? Sie werden feststellen, daß das fast unmöglich ist! Sobald Sie sich nicht mehr darauf konzentrieren, sinken Sie wieder in sich zusammen und sitzen so krumm wie vorher.
Auf der Suche nach einer praktikablen Sitzhaltung zeigt sich, daß Körperhaltungen immer dann als angenehm empfunden werden, wenn sie dem Atem freien Lauf lassen – schließlich ist Sauerstoff die wichtigste Energiequelle unseres Lebens.

Falsches Sitzen behindert den Atemfluß.

Wie wichtig er ist, zeigt sich schon daran, daß man wesentlich schneller erstickt als verdurstet oder verhungert. Ein erwachsener Mensch atmet immerhin 20.000mal am Tag. Das Sitzen und womöglich noch zu enge Kleidung beeinträchtigen die Atmung – der Darm und die Bauchschlagadern werden eingeengt, so daß die Atmung nur im Brustraum stattfindet. Man spricht dann von »gefesseltem« Sitzen.
Eine aufrechte Sitzhaltung erlaubt den Lungen, sich weit zu öffnen. Durch die Atembewegung werden die Bauchorgane sanft massiert und die Rumpfmuskeln entspannt. Analog zur entspannten Muskulatur wird eine ausgeglichene und ruhige Gehirntätigkeit gefördert. Kleine Übungen zwischendurch bieten weiterhin die Möglichkeit, Bewegung in den Arbeitsalltag zu integrieren. Unter dem Motto »Bewegtes Sitzen« finden Sie in diesem Kapitel viele Anregungen dazu. Übrigens: Einige Übungen können Sie auch ohne Ball auf einem Stuhl durchführen.

Aufrechtes Sitzen ist gut für Organe und Gehirn

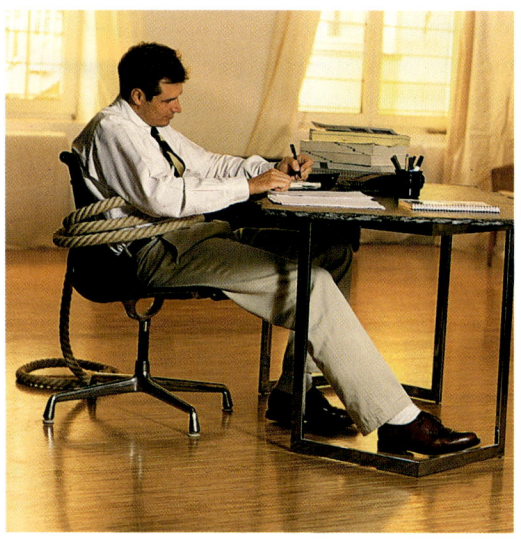

Bewegtes Sitzen

Aktiv in den Pausen am Arbeitsplatz

Kleine Sitzpausen, in denen man dem Körper Bewegung verschafft, nennt man Aktivpausen. Wenn Sie in Ihrem Büro bereits einen Physioball haben, führen Sie die folgenden Übungen täglich darauf durch. So fördern Sie Ihr bewegtes Sitzen. Sollten Sie keinen Ball haben, üben Sie einfach auf dem Bürostuhl.

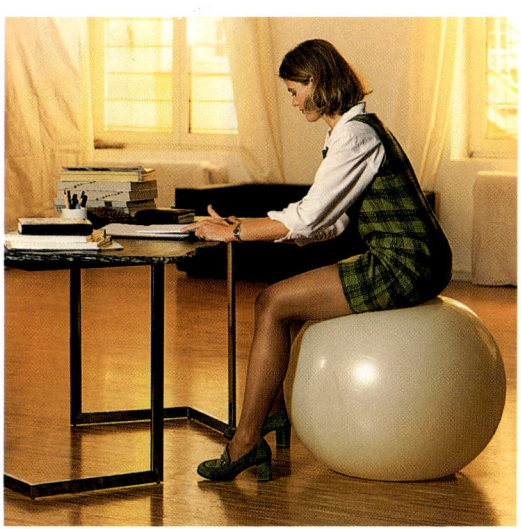

Auch im Büro ist bewegtes Sitzen möglich.

Beachten Sie beim Sitzen folgende Punkte

1. Atmen Sie tief in Brust und Bauch ein. Ohne die Muskeln im Rücken bewußt anzuspannen, wird sich die Wirbelsäule automatisch aufrichten.

2. Lassen Sie sich beim Ausatmen getrost zusammensinken, und lassen Sie den Atem ganz ausströmen. Der nächste Atemzug wird Sie wieder aufrichten.

3. Denken Sie im Alltag hin und wieder daran, auf diese Weise zu atmen. Ihr Körper versteht und lernt schnell. Mit dem Rhythmus des Atems bringen Sie selbst beim Sitzen Bewegung in den Rücken.

4. Verändern Sie Ihre Sitzhaltung möglichst oft, um bewußt frei zu atmen.

5. Beim Sitzen auf dem Physioball unterstützen Sie die Atmung, indem Sie beim Einatmen leicht nach vorn rollen und beim Ausatmen wieder zurückrollen. Das sind nur kleine Bewegungen, die Sie als natürlich, weich, rund und fließend wahrnehmen. Belassen Sie es bei diesem leichten Schaukeln. Das wird Ihre Arbeit nicht stören, Sie aber vor krampfhaften Haltungen bewahren.

**Wiegen stört
nicht beim
Arbeiten!**

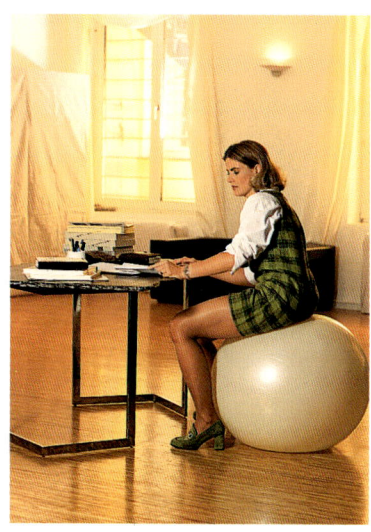

Federnde Sitzposition

Federn Sie im Sitzen leicht auf dem Ball. Lassen Sie dazu unbedingt den Rücken gerade, sonst belasten Sie die Bandscheiben unnötig.

So wirkt die Übung

Durch das Federn wechseln Sie zwischen Be- und Entlastung der Wirbelsäule – für Bandscheiben ist das wichtig.

**Gut für
Ihre Band-
scheiben.**

Wiegen

Wiegen und kreisen Sie im Sitzen das Becken sanft hin und her. Tun Sie das, während Sie Ihre Arbeit erledigen. Gewöhnen Sie sich einfach daran, dann machen Sie es unwillkürlich, auch wenn Sie sich auf etwas anderes konzentrieren.

So wirkt die Übung

Durch das Wiegen und Kreisen des Beckens lockern Sie die Muskulatur im Lendenbereich, einem häufig verspannten und auch schmerzenden Bereich.

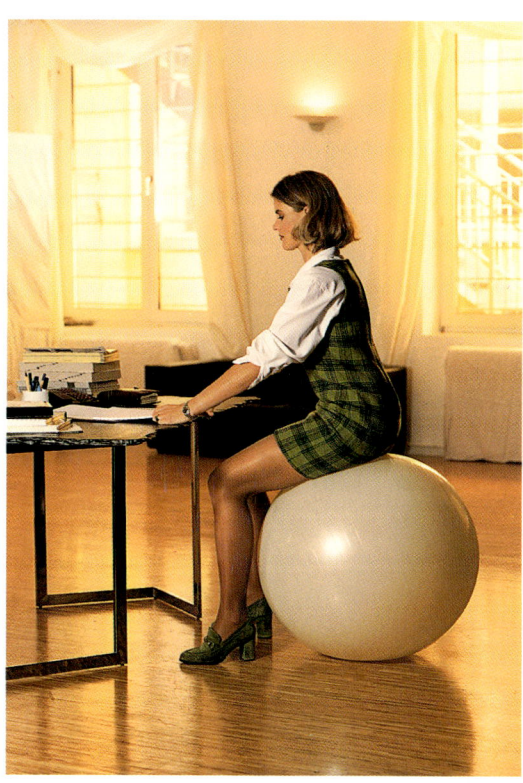

Kräftigungs- übungen

Sie dienen dem Aufbau der Muskulatur. Nur eine leistungsfähige, geübte Muskulatur kann die Wirbelsäule entsprechend stützen, und nur mit einer trainierten Muskulatur kann die richtige Haltung ohne Verspannungen beibehalten werden.

Ballpresse

Sie sitzen auf dem Ball, die Füße stehen hüftbreit. Rollen Sie den Ball gegen die Fersen. Spannen Sie Gesäß und Oberschenkel an, und drücken Sie den Ball mit Ihrem Gewicht zusammen.

- Halten Sie die Spannung für 10 Sekunden.
- Wiederholen Sie die Übung 3mal täglich.

So wirkt die Übung

Die »Ballpresse« können Sie absolut unauffällig durchführen. Sie kräftigen damit die Oberschenkelrückseite und die Gesäßmuskulatur.

Beinpumpe

In der Sitzposition strecken Sie ein Bein waagrecht nach vorn. Heben und senken Sie das Bein, ohne den Boden dabei zu berühren.

- **20** »Pumpen« Sie mit jedem Bein 20mal.
- **3** Wiederholen Sie die Übung 3mal täglich.

So wirkt die Übung

Die Beinpumpe stärkt die Oberschenkelmuskulatur.

Unauffällig den Po straffen.

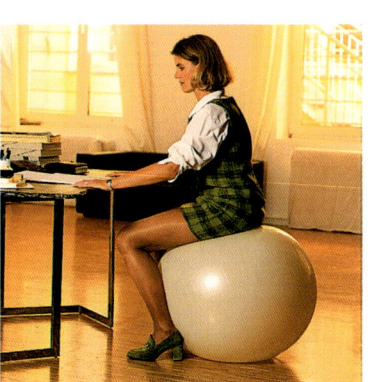

Fördert die Konzentration, baut Spannung ab.

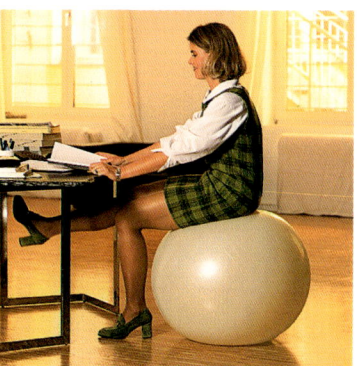

Für jeweils 10 Sekunden Spannung halten.

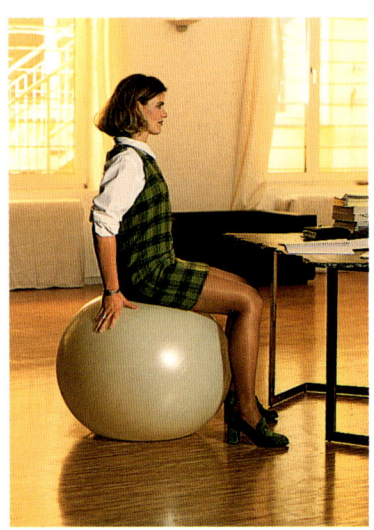

Das Gewicht lastet auf den Armen.

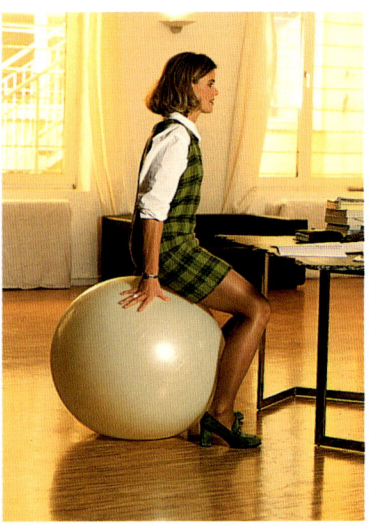

Armpresse

Sie sitzen aufrecht auf dem Ball und drücken mit beiden Händen von verschiedenen Seiten gegen den Ball: von vorn, von der Seite und von hinten.

🕐 Halten Sie die Anspannung für jeweils 10 Sekunden.

③ Pressen Sie täglich 3mal von verschiedenen Seiten gegen den Ball.

So wirkt die Übung
Sie kräftigt die Arm-, Schulter- und Rumpfmuskulatur. Sie sollten aber wirklich fest dagegen drücken und die Anspannung auch halten.

Schwebesitz

Aus dem Sitz drücken Sie sich mit den Armen vom Ball ab und halten das Gesäß knapp über dem Ball.

🕐 Halten Sie für 10 Sekunden die Spannung.

③ Wiederholen Sie die Stützposition 3mal täglich.

So wirkt die Übung
Der »Schwebesitz« kräftigt vor allem die Rumpfmuskulatur. Aber natürlich wird das Gewicht hauptsächlich durch die Arme ausbalanciert. Sie tragen die Hauptlast des Körpers.

Dehnübungen

Die Muskeln entspannen sich,
Dehnen die Gefäße weiten sich, und das
bedeutet Gewebe wird besser durchblu-
entspannen tet. Dehnen Sie regelmäßig!

Strecksitz

Aus dem Sitz strecken Sie die
Beine und stellen Ihre Fersen
am Boden auf. Neigen Sie sich
mit geradem Rücken vorwärts.
Dabei am Tisch festhalten.

🕐　Bleiben Sie so 20 Sekunden.
❸　Dehnen Sie täglich 3mal.

So wirkt die Übung

Wichtig: Sie dehnen die Oberschen-
Entspannt kel- und Gesäßmuskeln.
weiteratmen.

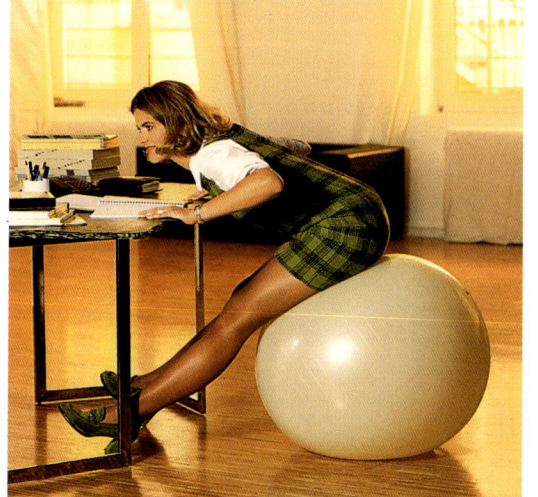

Akrobat

Im Sitzen halten Sie sich mit
beiden Händen an einem Tisch
fest. Rollen Sie nun mit dem
Ball soweit wie möglich zurück,
und heben Sie beide Beine
gestreckt vom Boden ab.

🕐　Halten Sie die Beine für
　　20 Sekunden in der Luft.
❸　Täglich 3mal wiederholen.

So wirkt die Übung

Sie dehnen damit Ihre
Rückenmuskulatur und för-
dern den Gleichgewichts-
sinn. Sie können den Kopf
auch nach vorn hängen lassen, das löst Verspannun-
gen im Nacken.　　　　**Gut für die
　　　　　　　　　　　Balance.**

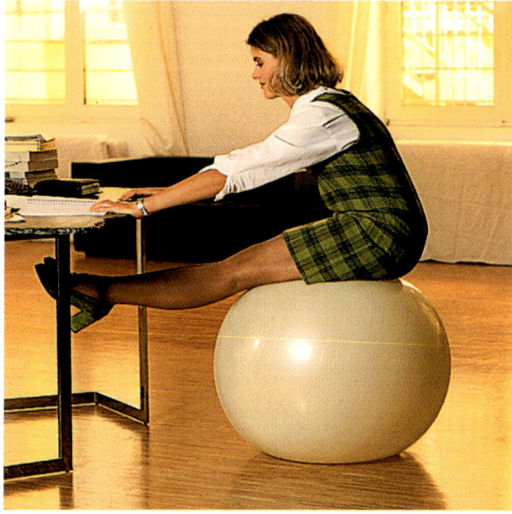

Bewußt in den Hüften wiegen.

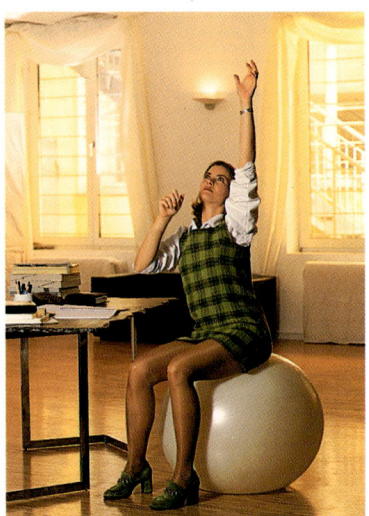

Danach fällt das Atmen leichter.

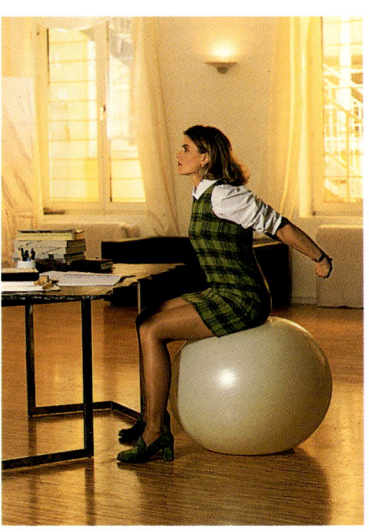

Nach den Sternen greifen

Aus der Sitzposition greifen Sie abwechselnd nach oben. Atmen Sie dabei tief ein und aus. Wiegen Sie gleichzeitig mit dem Ball nach rechts und links.

🕑 Dehnen Sie 20 Sekunden lang.

❸ Wiederholen Sie die Übung täglich 3mal.

So wirkt die Übung

Die Übung dehnt die Rumpf- und Armmuskulatur und fördert die tiefe Atmung. Dadurch können Sie kurz entspannen.

Brust raus

In der Sitzposition fassen Sie die Hände im Rücken und strecken sie, soweit es Ihnen möglich ist, nach hinten weg. Drücken Sie gleichzeitig den Brustkorb nach vorn heraus.

🕑 Halten Sie diese Position 20 Sekunden lang.

❸ Wiederholen Sie die Übung täglich 3mal.

So wirkt die Übung

Sie dehnen damit die Arm- und Brustmuskulatur. Für intensive Dehneffekte drehen Sie die Handflächen nach außen.

Arabesque

Ursprünglich ist die »Arabes-que« eine Ballettpose auf einem Standbein, bei der das andere Bein, das »Spielbein«, gestreckt nach hinten angehoben ist.

Halten Sie sich mit beiden Händen am Tisch fest. Legen Sie den Unterschenkel hinter sich auf den Ball. Rollen Sie den Ball weiter nach hinten, bis das Kniegelenk fast gestreckt ist.

🕑 Bleiben Sie so 20 Sekunden.
❸ 3mal täglich wiederholen.

So wirkt die Übung
Sie dehnt die oft verkürzten Hüftbeugemuskeln.

Sudanesenstand

Sudanesen kennen einen Ein-beinstand, bei dem das Spiel-bein gegen das Standbein gestützt wird. In dieser Haltung warten und entspannen sie.

Im Stehen legen Sie Knie und Unterschenkel eines Beins auf dem Ball ab. Strecken Sie gleichzeitig die gefaßten Hände Richtung Decke.

🕑 20 Sekunden mit jedem Bein halten.
❸ 3mal täglich wiederholen.

So wirkt die Übung
Sie dehnt die Arm-, Rumpf- und Oberschenkelmuskeln.

Am Tisch festhalten ...

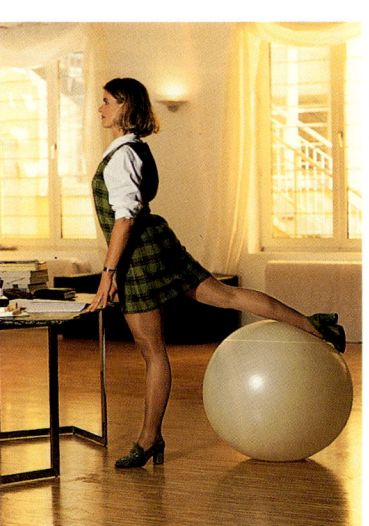

.. und auf einem Bein stehen.

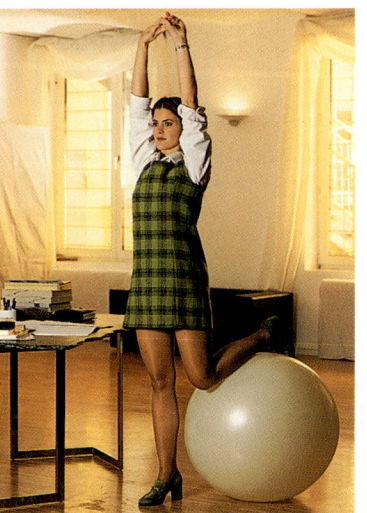

Lustige Übungen für Kinder

Kinder finden sich mit dem Physioball schnell zurecht, denn so ein Ball fordert geradezu zum Spielen auf. Im Gegensatz zu Erwachsenen haben Kinder auch keine Angst vor dem Herunterfallen. Beobachten Sie einmal ein Kind im Umgang mit dem Ball. Zu den Balanceübungen (Seite 87ff.)

Wenn der Vater mit dem Kinde ...

wird es allerdings Ihre Hilfe benötigen. Und zusammen mit einem Elternteil macht das Üben noch mehr Spaß.
Zum Üben brauchen Kinder einen Ball in der richtigen Größe. Orientieren Sie sich hierzu an folgenden Angaben:

Körpergröße	Durchmesser
bis 125 cm	35 cm
bis 140 cm	45 cm
bis 155 cm	55 cm

Physiobälle für Kinder gibt es in vielen ansprechenden Farben – am besten läßt man die Kinder selbst auswählen. Natürlich können auch Kinder Bälle als Sitzmöbel verwenden.

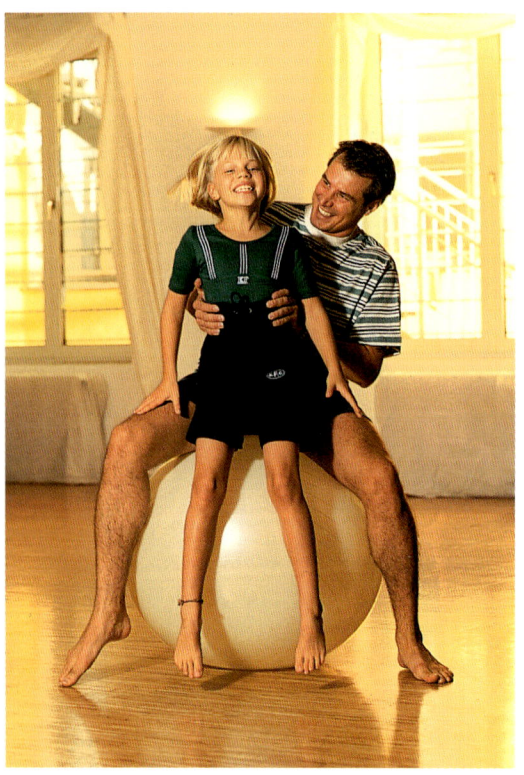

Beachten Sie bitte folgendes

1. Ihr Kind benötigt beim Üben genügend Platz – ohne Ecken und Kanten.

2. Anmerkungen zur Atmung gibt es nicht, Kinder atmen meist richtig.

3. Lassen Sie Ihr Kind ruhig mehr oder weniger üben. Wichtig ist vor allem, daß es Spaß daran hat.

Balance und Wahrnehmung trainieren

Hüpfball

Das Hüpfen auf dem Ball lieben Kinder. Diese einfache Übung muß kaum erklärt werden: Wenn sich ein Kind auf den Ball setzt, wird es von selbst anfangen zu wippen.

⚠ Sollte sich Ihr Kind unsicher fühlen, ermutigen Sie es, und reichen Sie ihm eine Hand als Stütze.

✋ Lassen Sie Ihr Kind auf dem Ball hüpfen, solange es mag.

Macht Spaß und ist gut für die Bandscheiben.

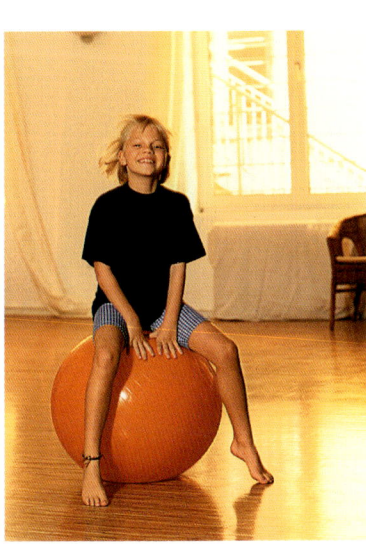

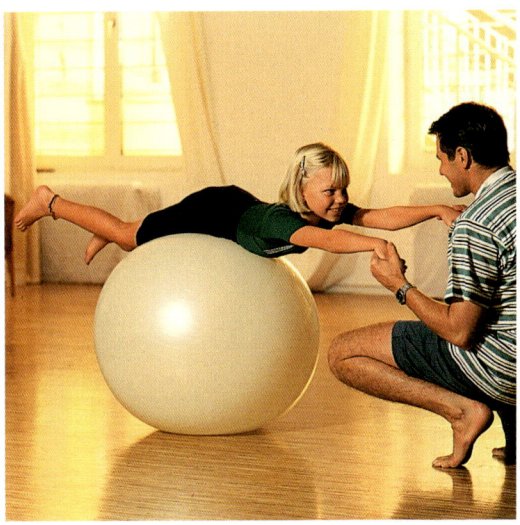

Fahne im Wind

Vertrauen aufzubauen ist wichtig.

Ihr Kind liegt in Bauchlage auf dem Ball, und Sie halten seine Hände. Bewegen Sie Ihr Kind auf dem Ball vor, zurück und auch im Kreis herum – wie eine Fahne im Wind.

⚠ Machen Sie ruhige Bewegungen, und zeigen Sie Ihrem Kind, daß es sich völlig auf Ihre Hilfestellung verlassen kann.

✋ Hier gibt es keine zeitliche Begrenzung. Die Freude am Üben ist entscheidend.

Lustige Übungen für Kinder

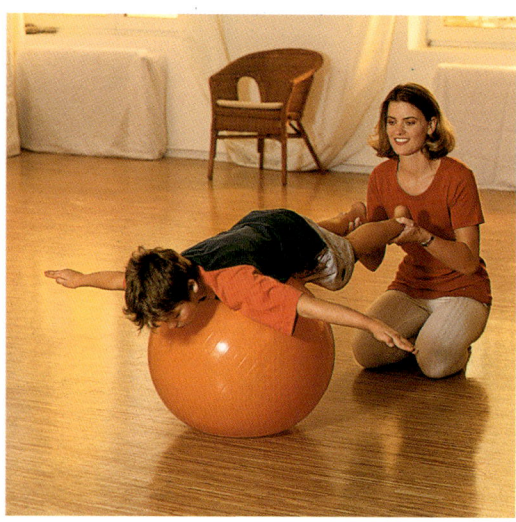

Schaukel

Ihr Kind sitzt auf dem Ball, und Sie fassen vorsichtig seine Waden oder Fußgelenke. Schaukeln Sie Ihr Kind nun sanft hin und her, während es versuchen muß, die Balance zu halten.

⚠ Langsam bewegen, es ist nicht so leicht, das Gleichgewicht zu halten.

☞ Üben Sie, solange Sie beide mögen.

Fördert den Gleichgewichtssinn.

Baumwollkleidung rutscht weniger.

Flieger

Ihr Kind liegt in Bauchlage auf dem Ball. Halten Sie es an den Beinen fest, und bewegen Sie es sanft hin und her. Als Flügel spreizt das Kind die Arme seitlich ab.

⚠ Vorsicht! Ihr Kind kann leicht vom Ball rutschen.

☞ Machen Sie die Übung, solange Sie und Ihr Kind Spaß daran haben.

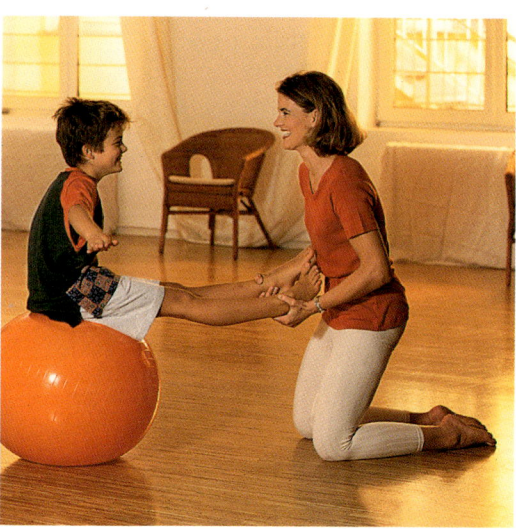

Artist

Helfen Sie Ihrem Kind in den Stand auf dem Ball. Halten Sie es an beiden Händen fest, dann kann es darauf balancieren, ohne Angst zu haben.

- ⚠ Warnen Sie Ihr Kind davor, diese Übung allein zu probieren! Die Gefahren sind zu groß.
- 🗇 Üben Sie, solange beide wollen. Es macht großen Spaß.

Walze

Ihr Kind liegt in Bauchlage am Boden. Rollen Sie den Ball über seinen Rücken und seine Beine.

- ⚠ Der Kopf ist auf die Hände abgelegt.
- 🗇 Führen Sie die Übung durch, solange beide Lust dazu haben.

Die sanfte Massage entspannt.

Niemals ohne Hilfestellung üben.

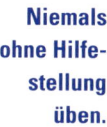

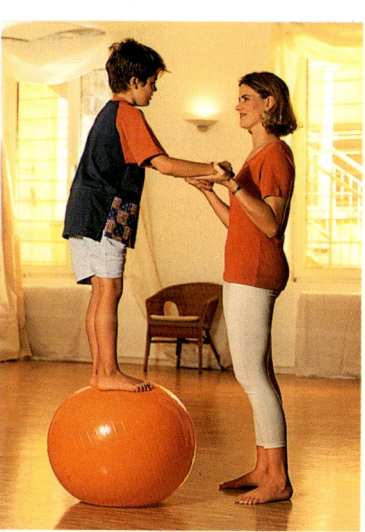

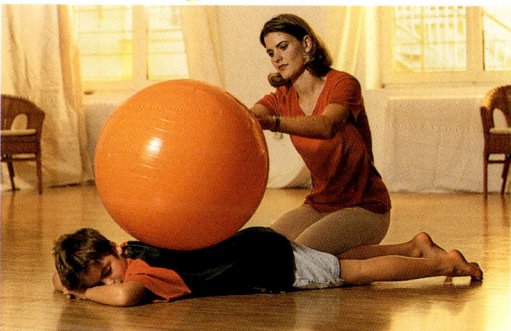

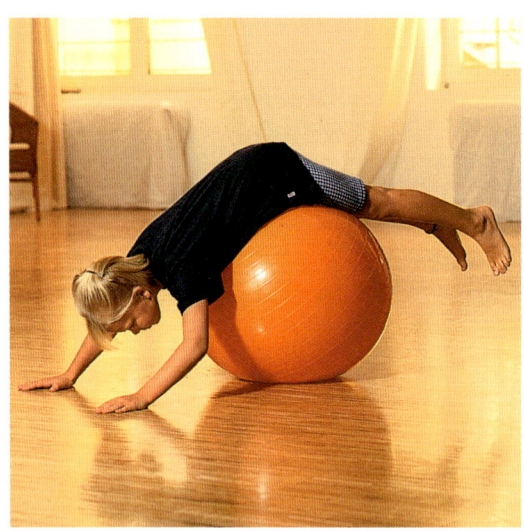

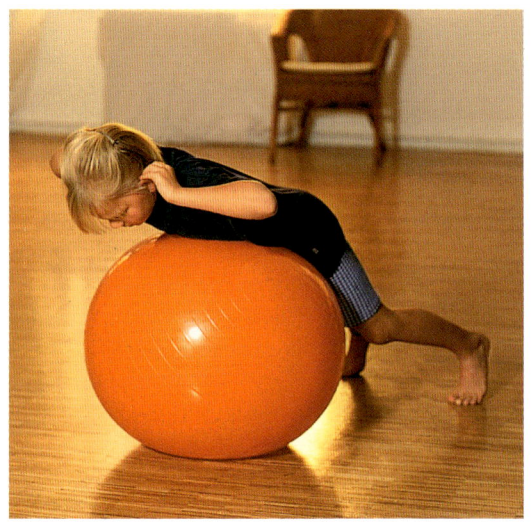

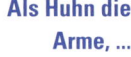
Als Huhn die Arme, ...

Kräftig wie »Popeye«

Pickendes Huhn

Ihr Kind liegt in Bauchlage auf dem Ball und stützt sich mit beiden Händen am Boden ab. Wie ein Huhn, das Körner pickt, bewegt es den Rumpf durch Beugen und Strecken der Arme nach unten und oben.

⚠ Der Rumpf bleibt dabei völlig gestreckt.

🔟 Je nach Armkraft 10- bis 20mal picken.

Flügelschlag

Ihr Kind liegt in Bauchlage auf dem Ball und stützt sich mit den Füßen am Boden ab. Die Hände verschränkt es im Nacken und bewegt die Ellbogen wie die Flügel eines Vogels nach oben und unten.

⚠ Die Fußballen sind am Boden und stabilisieren die Position.

🔟 Den Flügelschlag 10- bis 20mal wiederholen.

... als Vogel den Rücken kräftigen.

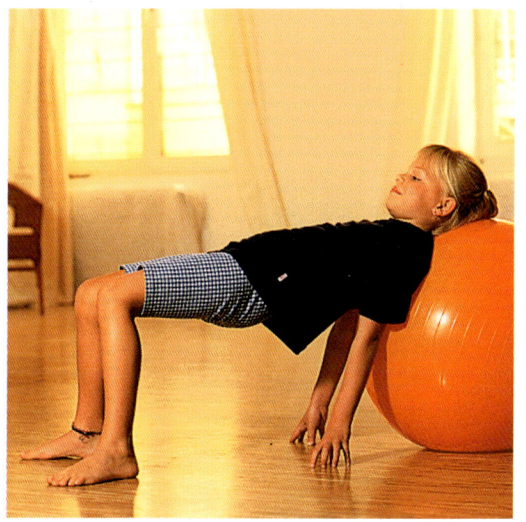 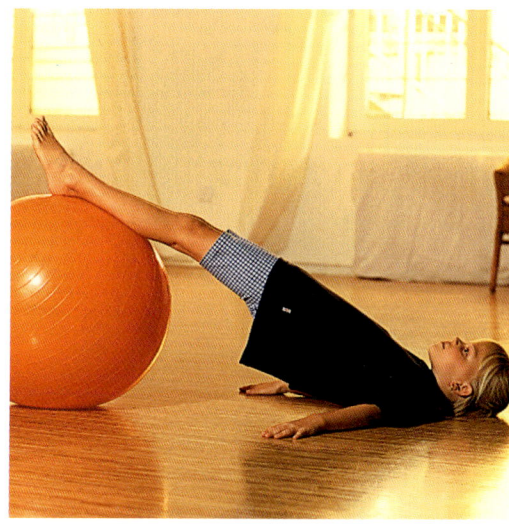

Die Hände am Boden geben Sicherheit.

Tisch

Aus dem Sitz rollt Ihr Kind mit dem Rücken den Ball entlang nach vorn, bis es mit den Händen den Boden berührt. Der Rumpf bildet nun eine waagrechte Fläche wie eine Tischplatte. Fünf Sekunden halten, dann wieder zurückrollen.

⚠ Den Rumpf so gerade halten, daß man darauf ein Glas Wasser abstellen könnte.

❸ Lassen Sie Ihr Kind die Übung 3mal probieren.

Steigung

Ihr Kind liegt mit dem Rücken am Boden und legt die Füße auf den Ball. Aus dieser Haltung hebt es das Gesäß vom Boden ab und hält es für fünf Sekunden in der Luft.

⚠ Die seitlich abgespreizten Arme stabilisieren die Position.

❸ Lassen Sie Ihr Kind die Übung 3mal wiederholen.

Der Körper soll so gerade wie ein Brett sein.

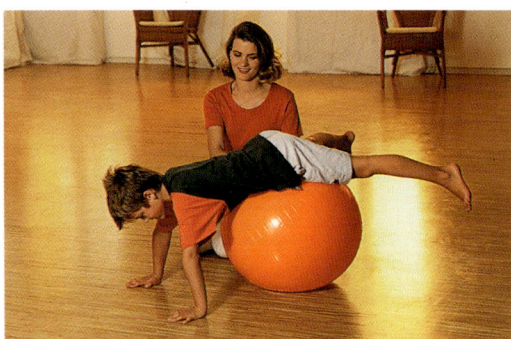

Krebsgang

Das Kind bildet am Boden eine Bankstellung rücklings. Nun heben Sie ihm den Ball auf den Bauch. Im Krebsgang transportiert es den Ball ein Stück Weg.

⚠ Sie müssen den Ball dabei halten, damit er nicht herunterrollt.

👉 Lassen Sie Ihr Kind üben, solange es mag.

Bei Bedarf Hilfestellung geben.

Krabbe

Ihr Kind liegt im Handstütz mit dem Bauch auf dem Ball. Die Beine sind lang nach hinten gestreckt. Jetzt öffnet und schließt es die Beine wie eine Krabbe ihre Zangen.

⚠ Wenn Ihr Kind damit Schwierigkeiten hat, halten Sie den Ball fest.

🔟 Lassen Sie Ihr Kind 10 bis 20 Wiederholungen ausführen.

Vielleicht klappt es auch allein?

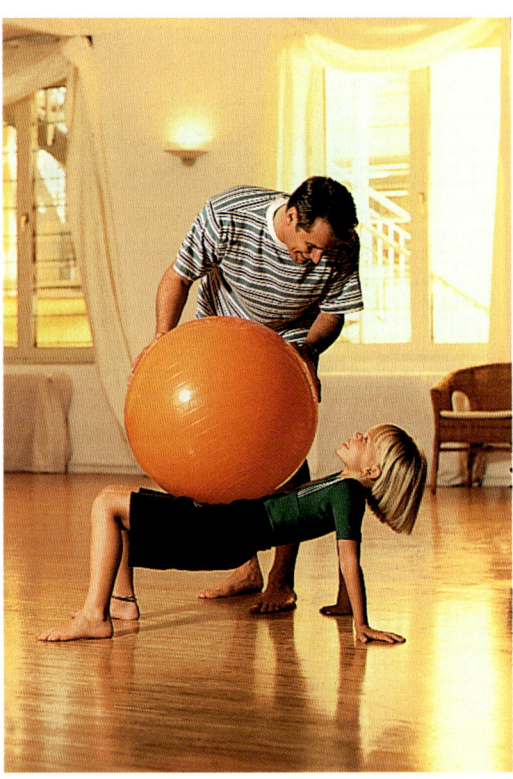

Drei Modellprogramme in der Übersicht

Damit Sie sich für Ihre Bedürfnisse ein individuelles Übungsprogramm zusammenstellen können, sind in diesem Kapitel aus verschiedenen Übungen drei Modellprogramme als Anleitung vorgegeben:
- Das erste dient der allgemeinen Muskelkräftigung,
- das zweite dem Rückentraining,
- das dritte ist ein Entspannungsprogramm.

Nach dem Übungsnamen ist die entsprechende Seitenzahl angegeben, damit Sie die Einzelheiten der Übung jederzeit nachlesen können. Üben Sie zwei- bis dreimal pro Woche, so daß Sie 60 Minuten Gesamttrainingszeit erzielen. Viel Spaß dabei!

Funktion	Muskelkräftigung	Rückenprogramm	Entspannungsprogramm
Ball-gewöhnung	2 Übungen: Hüftkreisen (S. 20) Katzenbuckel und Pferderücken (S. 21)	1 Übung: Rückenroller (S. 21)	
Kreislauf-training	2 Übungen: Grätsche-Variante (S. 25) Kasatschok-Variante (S. 26)	1 Übung: Marionette (S. 27)	
Kräftigung des Rückens	2 Übungen: Recken (S. 62) Brücke (S. 63)	3 Übungen: Kraulen (S. 30) Diagonale (S. 31) Pinzette (S. 35)	
Kräftigung des Bauches	2 Übungen: Zugbrücke (S. 65) Schwert ziehen (S. 66)	2 Übungen: Stufe (S. 42) Spirale (S. 45)	
Kräftigung der Arme	2 Übungen: Expander hinter dem Rücken (S. 67) Überzug (S. 68)		
Kräftigung der Beine	2 Übungen: Riemen spannen (S. 69) Gleichspannung (S. 70)		
Dehnen	2 Übungen: Statue (S. 55) Paket (S. 71)	1 Übung: Hängematte (S. 54)	4 Übungen: Rundrücken (S. 55) Dreieck (S. 56) Winkel (S. 56) Hand-Fuß-Stellung (S. 57)
Entspannen		1 Übung: Stufenlage (S. 75)	Totenstellung (S. 75)

Zum Nachschlagen

Bücher, die weiterhelfen

Hendricks, Gay, *Bewußt atmen – Persönlichkeitsentwicklung durch Atemarbeit,* Knaur, München

Jordan, Alexander / Hillebrecht, Martin, *Gymnastik mit dem Physioball,* Meyer & Meyer Verlag, Aachen

Konerding, M. A. / Sedelmaier, Annette, *Übungen mit dem Gymnastikball,* mkg Verlag, Ludwigshafen

Konerding, M. A. / Sedelmaier, Annette, *Gymnastikball und Physioband,* mkg Verlag, Ludwigshafen

Kunath, Irene / Ockert, Gritt, *Bodyshaping – Die sanfte Körperformung,* Sportverlag, Berlin

Sternad, Dagmar / Bozdech, Klaus, *Spaß mit Stretching,* BLV, München

– aus dem Gräfe und Unzer Verlag, München

Cardas, Elena, *Atmen – Lebenskraft befreien*

Jonen, Wilhelm, *Muskelentspannung nach Jacobsen*

Kuratorium Knochengesundheit e.V. (Hrsg.), *Sprechstunde Osteoporose – Vorbeugeprogramm gegen Knochenschwund*

Lange, Prof. Dr. med. Dietrich, *Autogenes Training*

Meuthes-Wilsing, Adelheid, *ZEN für jeden Tag*

Oberlack, Helmut, *Tai Ji Quan – beweglich, entspannt und gelassen.* Grundkurs für Anfänger

Vollmar, Klausbernd, *Autogenes Training mit Kindern*

Waesse, Harry, *Yoga für Anfänger*

Adressen, die weiterhelfen

Folgende Kontaktstellen bieten in der Regel das Training mit Physioball und Flexband an:

– Gesundheitsprogramme der Volkshochschule (VHS)
– Städtische Sportangebote, die über die Stadtverwaltungen beziehungsweise Sportämter zu erfragen sind
– Fitneßabteilungen lokaler Turn- und Sportvereine

Sachregister

Impressum

© 1997 Gräfe und Unzer
Verlag GmbH, München

Alle Rechte vorbehalten. Nach-
druck, auch auszugsweise, sowie
Verbreitung durch Film, Funk
und Fernsehen, durch fotome-
chanische Wiedergabe, Tonträ-
ger und Datenverarbeitungs-
systeme jeder Art nur mit
schriftlicher Genehmigung
des Verlages.

Redaktion: Gabriele Hopf
Lektorat auf DTP: Jutta Keller
Fotos: Alexander Walter
Styling: Jeanette Heerwagen
weitere Fotos: ZEFA S. 23
Illustrationen: Martin Scharf
Layout und Umschlaggestal-
tung: Heinz Kraxenberger
Gesamtherstellung:
BuchHaus GmbH Gigler
Lithos: Fotolito Longo,
I-Frangart
Druck und Bindung:
Appl, Wemding

ISBN 3-7742-3576-7

Auflage	4.	3.	2.	1.
Jahr	2000	99	98	97